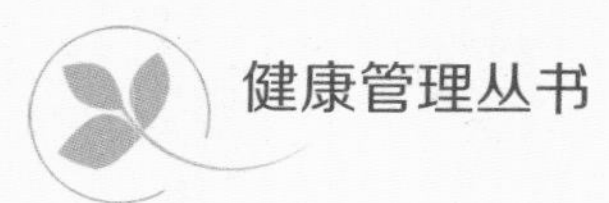

科学养肾必备

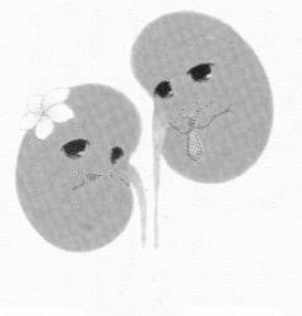

肾脏

健康管理手册

主编

丁小强 / 薛　宁 / [illegible]

复旦大学附属中山医院肾脏内科
上海市肾脏疾病临床医学中心
上海市肾病与透析研究所
上海市肾脏疾病与血液净化重点实验室
上海市血液透析质量控制中心

上海科学技术出版社

图书在版编目（CIP）数据

科学养肾必备：肾脏健康管理手册 / 丁小强，薛宁，方艺主编．—上海：上海科学技术出版社，2019.6

ISBN 978-7-5478-2992-9

Ⅰ. ①科… Ⅱ. ①丁… ②薛… ③方… Ⅲ. ①肾疾病－防治－手册 Ⅳ. ① R692-62

中国版本图书馆 CIP 数据核字（2019）第 072019 号

科学养肾必备：肾脏健康管理手册

主编 丁小强 薛 宁 方 艺

上海世纪出版（集团）有限公司
上 海 科 学 技 术 出 版 社 出版、发行

（上海钦州南路 71 号 邮政编码 200235 www.sstp.cn）

浙江新华印刷技术有限公司印刷

开本 889×1194 1/32 印张 4.5

字数 80 千字

2019 年 6 月第 1 版 2019 年 6 月第 1 次印刷

ISBN 978-7-5478-2992-9/R · 1083

定价：29.80 元

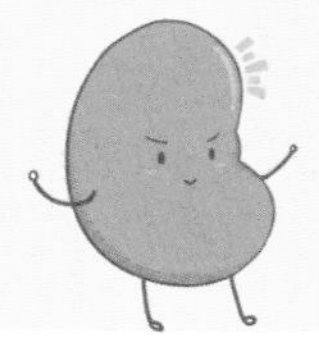

内容提要

《科学养肾必备：肾脏健康管理手册》根据国内民众的生活和饮食习惯，采用通俗易懂的文字、生动鲜明的插图，为读者提供了权威、生动、有趣的肾脏保健知识。从认识肾脏的正常结构与功能入手，指导读者正确认识肾脏生理病理特点，及早预防、诊断肾脏病。通过阐述肾脏病的起因、高危人群和临床症状，慢性肾脏病分期与生活护理，检查指标控制目标值，并发症的预防和处理，在药物治疗的同时给予生活方式和饮食指导，及时记录病情变化和检查结果，形成肾脏病患者自我管理和医护管理相结合的诊疗新思路和新构想。

希望本手册可帮助广大民众认识并关注肾脏病，及时发现并有效管理慢性肾脏病人群，延缓肾脏病的进展，减少尿毒症的发生。

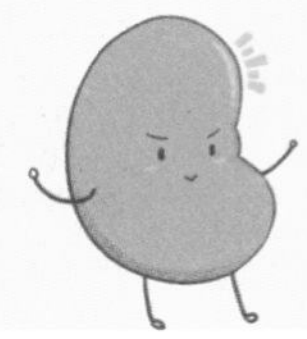

编写人员

主　编

丁小强　薛　宁　方　艺

编　者

（以姓氏笔画为序）

丁小强　王　莉　王一梅　方　艺　吉　俊
吕文律　朱加明　刘　红　刘中华　吴薇薇
邹建洲　沈　波　张咏梅　陈利明　林　静
林　攀　於佳炜　项　波　钟一红　俞小芳
袁　敏　贾　平　徐　奕　徐灵菡　徐萍倩
龚劭敏　章晓燕　滕　杰　薛　宁　戴　艳

主编介绍

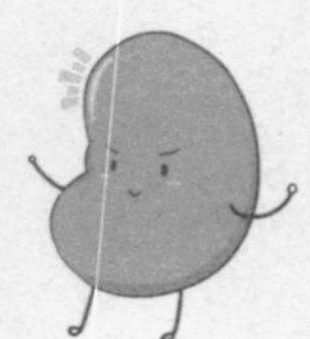

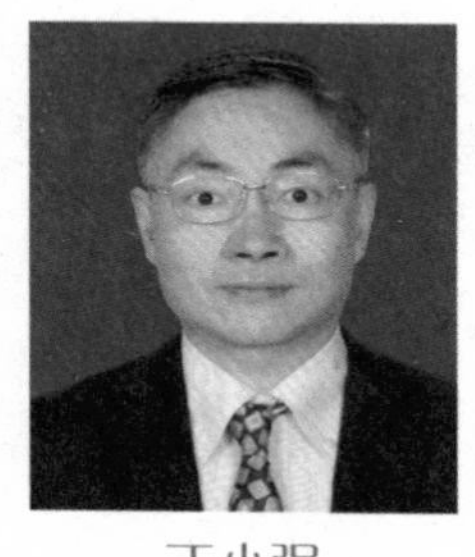

丁小强

教授，博士研究生导师。复旦大学附属中山医院肾脏内科主任，上海市肾脏疾病临床医学中心主任，上海市肾病与透析研究所所长，上海市肾脏疾病与血液净化重点实验室主任，上海市血液透析质量控制中心主任，上海市病理质量控制中心肾脏病理专业组组长，国际血液透析学会理事，中国医师协会肾脏内科医师分会副会长，中华医学会肾脏病学分会常委，上海市医学会肾脏病专科分会名誉主任委员。

长期致力于肾脏疾病诊治和透析技术的研究，在疑难危重疾病诊治方面积累了丰富的经验。主持科技部国家重点研发计划项目、国家自然科学基金重点课题等 30 余项。主编专著 6 部（其中英文专著 2 部），参编著作 20 余部。提出 10 余项诊治新技术，显著提高危重急性肾损伤救治成功率、IgA 肾病等慢性肾脏病的治疗效果和慢性尿毒症透析患者长期生存率，建立肾脏疾病规范化诊断体系。主持制订 12 部指南规范。发表论文 250 余篇，SCI 收录 150 余篇。2015 年获上海市科技进步奖一等奖。2014~2016 年连续三年获上海医学科技奖二等奖。

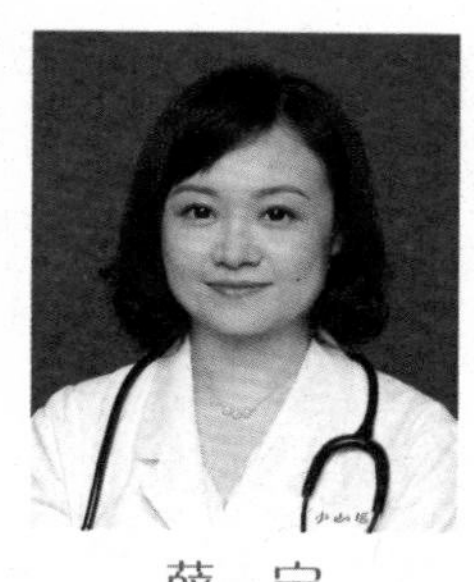

薛　宁

复旦大学附属中山医院主治医师，医学硕士。从事肾脏疾病防治工作十余年，尤其擅长普通人群慢性肾脏病的预防、慢性病长期管理等，在肾脏疾病防治的科普教育方面开展了一系列富有成效的工作。主持《神秘的肾脏》《高血压和糖尿病的共同归宿》《隐形的杀手》等科普视频制作，并获得第四届上海国际科普微电影大赛最佳作品奖，参与“名医与您谈疾病丛书”《尿毒症》《肾炎》等多部科普图书的编写。

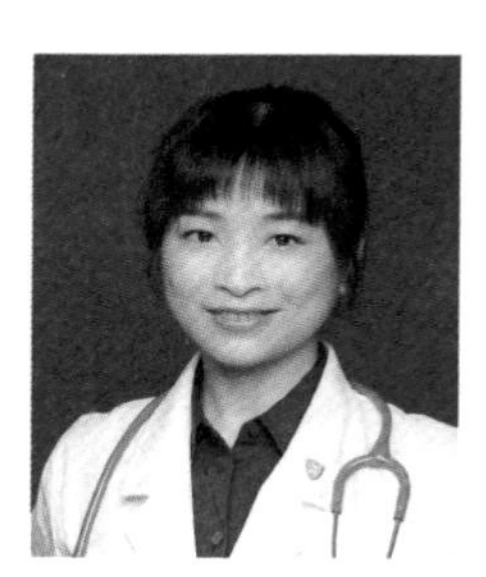
方 艺

复旦大学附属中山医院肾脏内科主任医师，医学博士，硕士研究生导师。中华医学会肾脏病学分会青年委员会副主任委员，上海市肾脏疾病与血液净化重点实验室副主任，中国女医师协会肾脏病和血液净化专家委员会委员，上海市医学会肾脏病专科分会委员，上海市医师协会肾脏内科医师分会委员。长期从事慢性肾脏病早期诊断与慢病管理工作，以及急性肾损伤的基础和临床研究。主持并完成国家自然科学基金和上海市自然科学基金等项目 6 项，参与多项国家级、上海市的重大重点课题研究。参编学术著作 7 部，近年来在国内外专业期刊发表论文 40 余篇。

给肾友的信

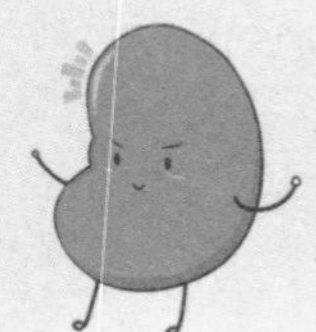

您知道人体中含量最多的是什么物质吗？是水！水占人体重量的60%~65%，水与其中的电解质等物质组成体液，构成了人体的内环境。人体水分的多少、各种溶质成分（如钠、钾、尿酸等）浓度的高低、酸碱度等均主要由肾脏调节；同时，肾脏还负责各种代谢废物、药物和毒物的排泄。因此，肾脏是人体内环境的守护神。古人早就总结出“肾乃先天之本”这一精辟论断，现代医学也充分认识到肾脏的重要性，认为“肾脏维系生命”。那么，如何保护肾脏呢？得了肾脏病，又如何尽早发现，并有效治疗呢？

人生旅程漫长，一旦患病，总希望有人可以相伴左右，有资源可以利用，有专业医护人员可以治疗疾病、缓解病痛。

这本手册可为您提供全面的肾脏保健知识，为您说明肾脏的正常结构与功能，日常生活中如何保护肾脏，得了肾脏病如何及早发现和有效治疗，以及日常生活中饮食调整的技巧。同时，我们还为您的肾脏健康情况提供了详细的记录手册，作为您的健康档案。

希望本手册能够成为您肾脏健康的守护神，常伴您左右。

丁小强

使用说明

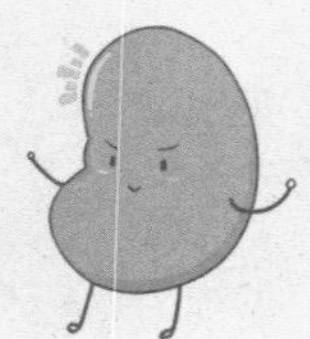

本手册为肾友就医与检查的记录本，请永久保存！

请于每次就医时携带，以便您或医护人员可随时将相关检查报告记录在手册内，并查阅既往的检查资料。

如果您对肾脏疾病、检验报告、健康教育内容与饮食调配有任何疑问，可向您的主治医师及相关人员咨询。

手册使用完，请向医护人员申请领取新的增页。

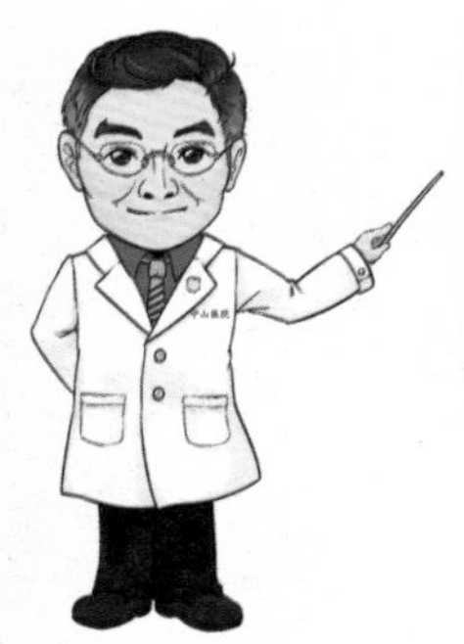

糖尿病、高血压、冠心病、高尿酸血症和痛风、高脂血症、肥胖、自身免疫性疾病、肝炎、肿瘤、长期使用药物等情况极易引起肾病，若您有上述疾病或情况，切莫忘记定期检查肾功能及尿液。

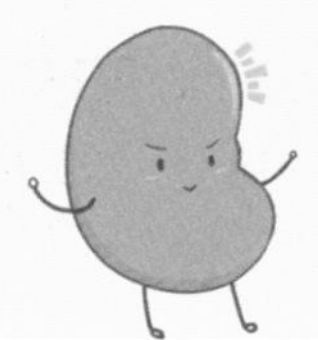

我的基本资料

姓　　名：

病 历 号：

身份证号：□□□□□□□□□□□□□□□□□□

出生日期：　　　年　　　月　　　日

联络电话：　　　/

就诊医院：

主诊医师：

肾脏健教师：

电子邮件：

微　　信：

咨询电话：

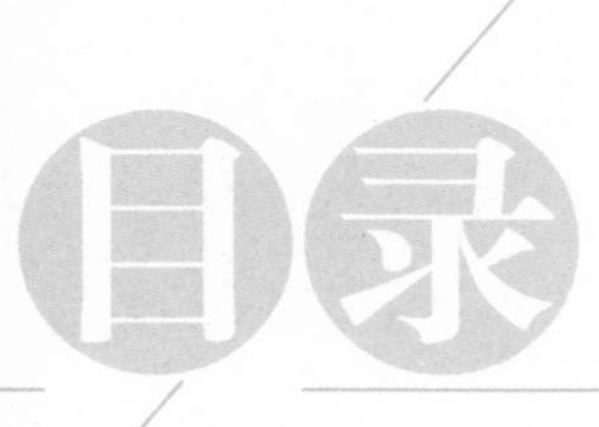
目录

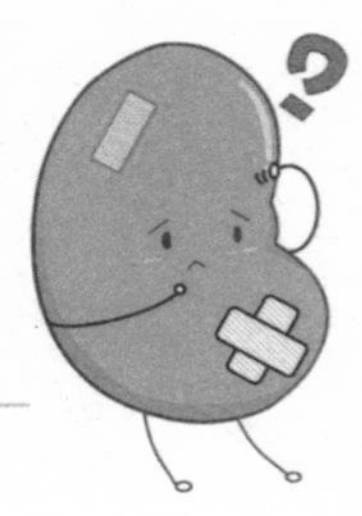

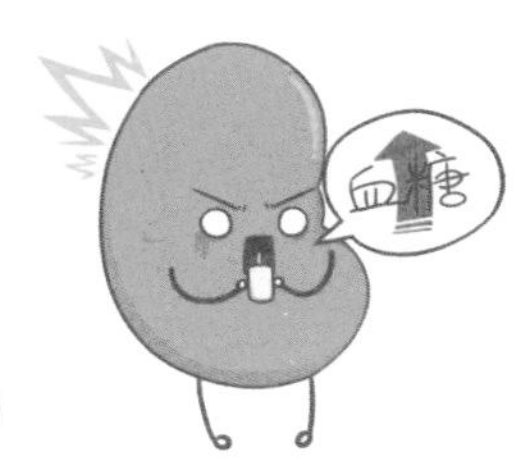
血糖

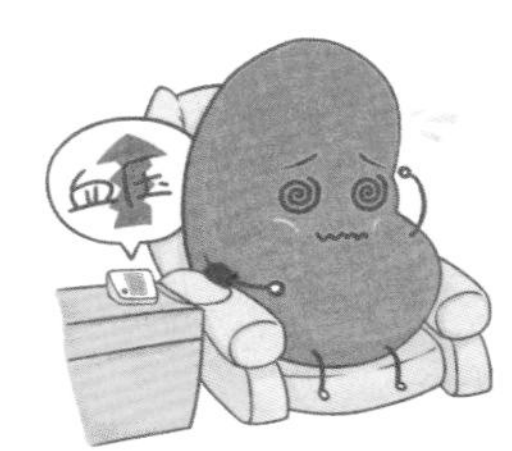
血压

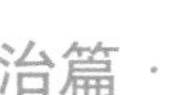

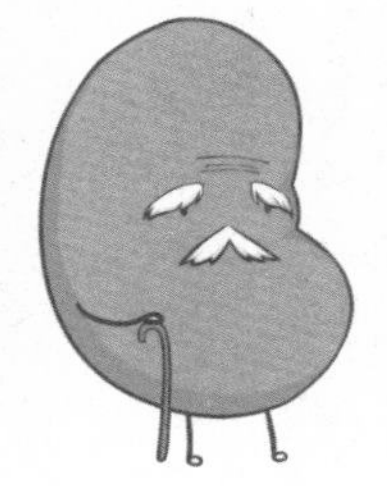

基础入门篇

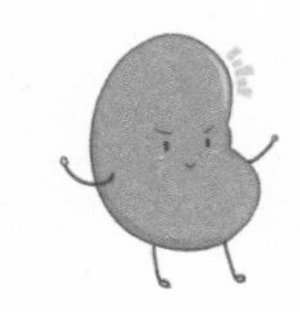

认识肾脏

肾脏的位置与结构

肾脏位于两侧后腰部的肋下缘，左右各一，形似蚕豆。平均重量男性约 150 克，女性约 135 克。每个肾脏由 80 万 ~100 万个肾单位所组成，出生婴儿体重与肾单位数目成正相关。每个肾单位包括肾小球、肾小囊及肾小管。当身体中的血液流经肾脏时，肾单位就会过滤身体的废物、水分以及电解质，生成尿液。

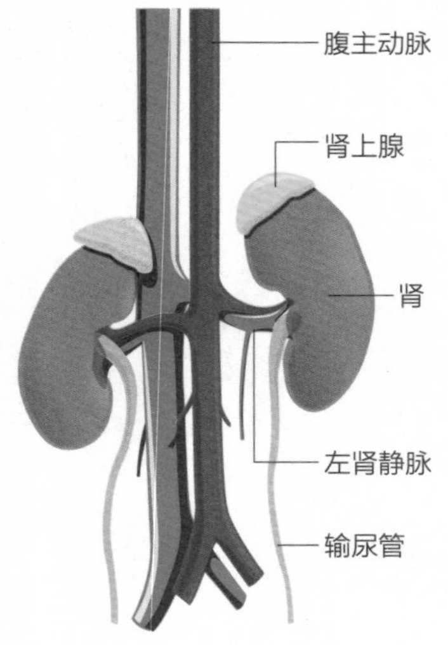

肾脏的功能

肾脏是人体重要的器官，但是肾脏有哪些功能呢?

肾脏有排泄、内分泌和维持人体内环境稳定三大生理功能。具体而言，包括以下六个方面。

◎ 调节水分

肾脏每天过滤液体约 180 升（称作原尿），其中 99%回收至体内，仅 1~2 升最终形成尿液排出。

◎ 调节电解质平衡和酸碱平衡

肾脏可维持体内钠、钾、氯、钙、磷、镁等重要电解质在血液中浓度的稳定。

身体代谢所产生的酸靠肾脏排出。若肾功能变差，排酸能力减弱，容易造成酸中毒，进而影响细胞的生理功能。

◎ 排出蛋白质代谢废物、外来化学物质、毒素和药物等

每天摄取的蛋白质代谢后产生的尿素、尿酸等废物，必须依靠肾脏处理后随尿液排出。

排泄进入人体的外来毒素（环境毒素、食物添加剂

等）、内源性毒素（过高的血糖、高尿酸血症和痛风时的尿酸等）和药物等，大部分药物均从肾脏排出体外，因此很多药物都会对肾脏造成伤害。

◎ 调节血压

肾脏可通过排出盐分、水分与分泌肾素等激素调节血压。肾脏病是高血压最常见的病因之一，高血压患者必须检查有无肾脏病；而高血压也极易造成肾脏损害。因此，高血压患者必须每年做详细的检查，及早发现肾脏病。

◎ 控制尿酸水平稳定

尿酸是人体内有重要生理作用的物质，具有抗氧化等作用，但尿酸过多则可引起高尿酸血症和痛风，影响肾脏和心脑血管。尿酸由食物和人体正常新陈代谢产生，通过肾脏排泄。血尿酸正常水平的维持主要由肾脏完成，肾脏发生疾病时可引起尿酸排泄减少。90%~95% 的高尿酸血症和痛风与肾脏疾病有关。因此，出现高尿酸血症和痛风时应首先检查是否有肾脏疾病。

◎ 制造和分泌激素

肾脏可以分泌激素来控制血压、刺激红细胞生成和骨骼生长。因此肾功能减退时，会出现高血压、贫血和骨质疏松症等。

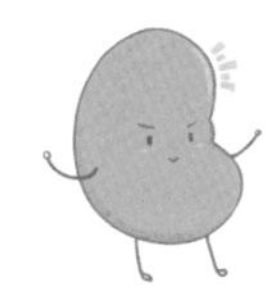

肾脏对水和盐的调节

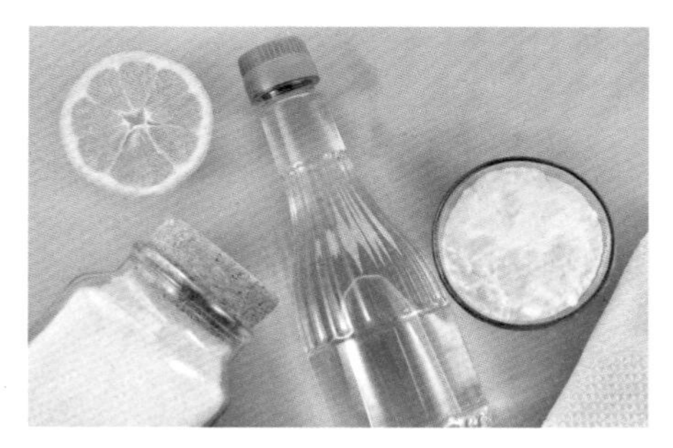

为了维持身体水分平衡，我们每天所摄入的水分和盐分大部分都要经尿液排泄。

尿液是血液从肾脏过滤，保留有用物质后所形成的。每天从肾脏过滤的水分有 180 升，但是每天的尿量只有 1~2 升，即肾脏每天重吸收了 99% 的水分，事实上肾脏每天也重吸收了大部分盐分和碱。肾脏会适应环境的变化，每天尿量及排盐量会随着水分和盐分摄入的多少，以及汗液排出、呕吐、腹泻多少等而增减。

一个人限水或脱水时尿液的浓度（比重）会上升（浓缩），而多喝水时尿液的浓度（比重）则会下降（稀释）。尿中出现葡萄糖（如糖尿病）、蛋白质（如蛋白尿）及放射检查所使用的造影剂等也会使尿液的浓度上升。

但是严重慢性肾脏病患者的肾脏会失去这种功能，容易出现电解质紊乱，不论患者喝多少水或吃多少盐，他的尿液浓度永远都不会改变（既不能浓缩也不能稀释）。这些患者的肾脏丧失了调节机制——喝水太多会水中毒（低钠血症），喝水太少则会脱水（高钠血症）；盐摄入过多会引起水肿或高血压，盐摄入过少则会引起低血压或休克。由此可见水分及盐分对于人类的重要性。

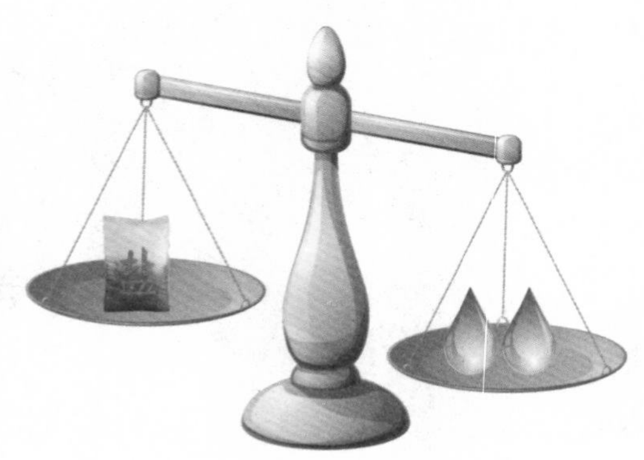

平时多护肾，健康有保证

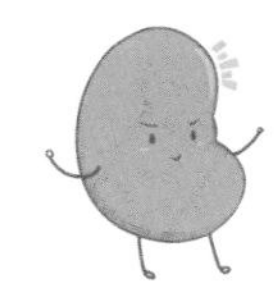

肾脏检查知多少

什么是肾功能检查

- 通常“肾功能检查”是指血中尿素（BUN）、肌酐（Cr）和尿酸（UA）的浓度，然而单用其中一项指标来评估肾功能都有不足之处。
- 在早期肾脏病时，血肌酐无明显变化，要等到肾功能下降到正常的一半时，血肌酐才开始升高，所以正常范围的肌酐并不代表肾功能一定是正常的。
- 血尿素容易受其他因素影响，例如高蛋白质饮食、消化道出血、发热以及服用糖皮质激素等。
- 血尿酸是 3 个指标中最早升高的，但常被误以为是痛风造成的，而忽视了肾脏病，实际上痛风的主要病根在肾脏。因此，当您或您的家人血尿酸升高时，一定要检查肾功能，切莫延误肾脏病的诊断和治疗。

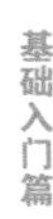

如何评估肾功能

肾功能最重要的评估指标是肾小球滤过率（eGFR），是测量每分钟有多少血浆经由肾小球滤过。请一定记住自己的 eGFR 数值，一旦每分钟小于 90 毫升 /1.73 米^2（老年人小于 60 毫升 /1.73 米^2）时，即表示肾脏功能开始下降了，请务必到肾脏专科门诊就诊，明确诊断，并规律治疗。这是肾功能保护的最佳时机！

蛋白尿

当尿液蛋白质含量增多，用常规定性试验检查呈阳性，或者 24 小时尿液蛋白质定量高于 0.15 克 / 天，称为蛋白尿，即尿蛋白，尿蛋白是评估肾脏病的重要指标。蛋白尿的存在代表肾脏器质性受损。同时，蛋白尿也会增加心脑血管疾病和糖尿病的风险，因此即便是健康人群也要每年检测。

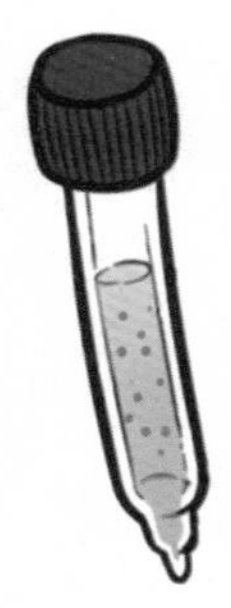

尿蛋白的检查方法

尿蛋白的检查方法分为定性和定量两种。

比较精确的是定量检查，通过收集一整天小便中的蛋白质排泄总量来测量，但是操作实施较麻烦且不易收集完全。测定随机单次尿中白蛋白与尿肌酐比值也可反映蛋白尿情况。

定性分析是较常使用的检测方法，其步骤是将试纸放入尿中，看试纸颜色的变化来判定，越多“+”代表尿中蛋白的“浓度”越高，但不一定表示尿蛋白排泄总量较多，需由专业医师结合检查尿液浓缩或稀释的情况综合评估。

血尿

血尿是尿内含有超过正常量红细胞的现象，也是肾脏损伤的重要指标，但需排除尿路感染、泌尿系结石、肿瘤、前列腺疾病及月经期等。

由于尿红细胞检查容易受到饮水、运动等因素的影响，故 1~2 次尿液检查结果正常不能代表尿中红细胞一定正常，常需反复多次检查。同时还需做尿相差显微镜检查，了解尿红细胞形态。若尿异形红细胞比例大于 50%~70%，可考虑肾小球来源的血尿。

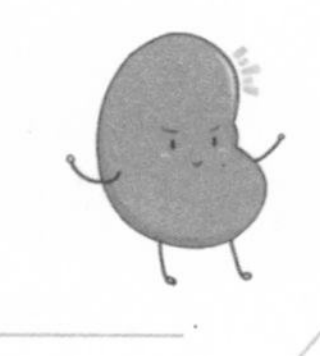

肾脏健康宝典

如何确保肾脏健康

肾脏病不是绝症，是可以预防和治疗的。“早期发现、早期治疗”是肾脏病最佳的防治策略。因此，肾脏保护之道在于生活上遵守“一多、四少、四不、六常查”的原则。让我们一起保护肾脏，守护幸福。

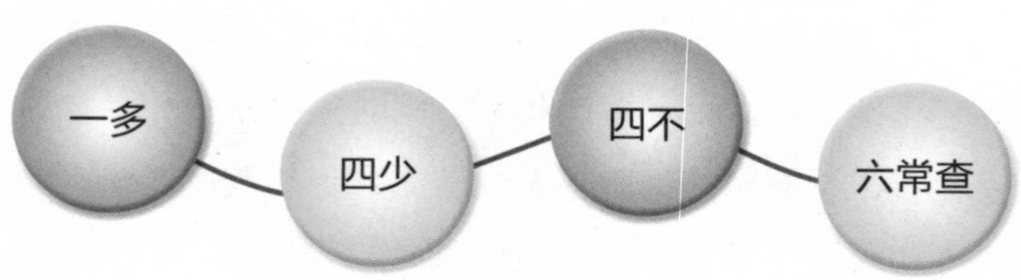

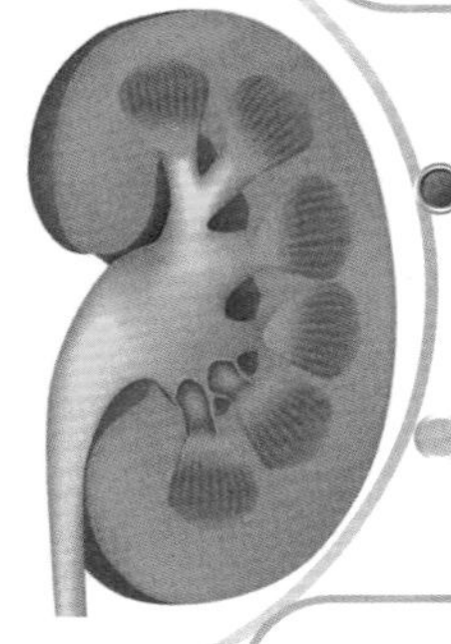

一多：多喝水

四少：少盐、少糖、少脂、少嘌呤（尿酸）

四不：不抽烟、不酗酒、不憋尿、不乱吃药

六常查：常查体重、血压、血糖、尿酸、尿常规和肾功能

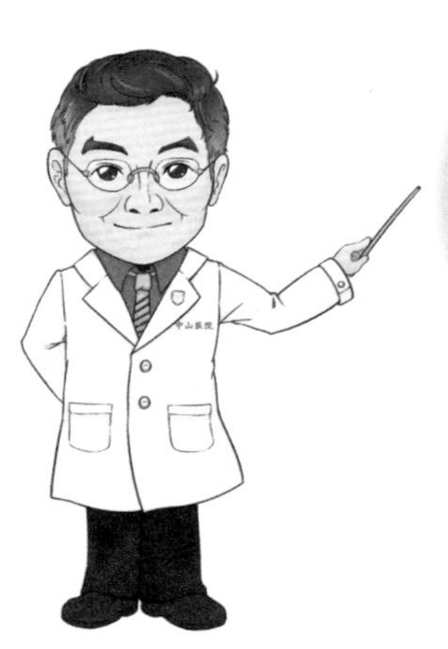

肾脏病是
可防可治的！

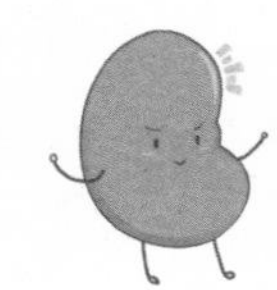

爱惜自己——从保护肾脏做起

- 日常生活作息规律，让肾脏按时休息。
- 多喝水，少喝饮料。
- 好好控制血压、血糖、血脂、血尿酸和体重。
- 避免摄入过量的蛋白质。
- 戒烟，不酗酒。
- 保持适当的运动。
- 勿服用含有马兜铃酸的中草药。
- 勿乱吃止痛药、感冒药及来路不明的药物。
- 定期体检，检查项目应包括：体重、血压、血糖、血尿酸、血肌酐和尿常规。
- 以积极的态度面对疾病，控制病情。

健康 记事篇

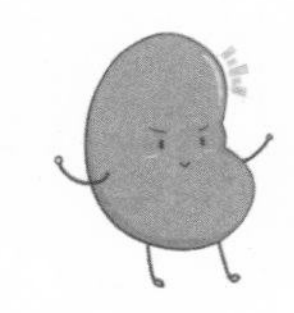

我的健康履历表

既往健康资料是医师诊断的重要参考，请大家详细填写，以便协助主治医师针对您的健康状况开展医护工作，以维持及确保您的健康。若您有下列疾病，请在“□”内打钩（下表）。

伴随其他疾病（就医时除肾脏疾病外已经存在的疾病）			
高血压	□是	□否	□不知道
糖尿病	□是	□否	□不知道
冠心病	□是	□否	□不知道
心功能不全（心力衰竭）	□是	□否	□不知道
脑血管意外（如脑卒中等）	□是	□否	□不知道
高尿酸血症 / 痛风	□是	□否	□不知道
高脂血症	□是	□否	□不知道
自身免疫疾病（如狼疮、血管炎）	□是	□否	□不知道

（续表）

伴随其他疾病（就医时除肾脏疾病外已经存在的疾病）			
慢性肝病／肝硬化	□是	□否	□不知道
病毒性肝炎（乙型肝炎、丙型肝炎）	□是	□否	□不知道
恶性肿瘤	□是	□否	□不知道
·化学治疗	□是	□否	□不知道
·放射治疗	□是	□否	□不知道
结核病	□是	□否	□不知道
视网膜病变	□是	□否	□不知道
外周神经病变	□是	□否	□不知道
贫血	□是	□否	□不知道
泌尿系结石	□是	□否	□不知道
甲状腺功能亢进	□是	□否	□不知道
其他说明：			

注：如果您有上述任何情况，请向医师说明，以保障您的健康与安全。

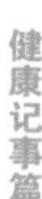

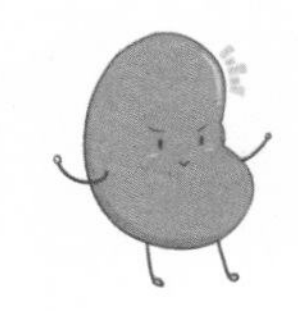

如何留取尿液

肾脏病会有少尿、多尿或夜尿增多等症状，而肾脏实质受损常常会有血尿或蛋白尿。因此，询问每天尿量的多少、尿液的颜色、尿中是否有泡沫等皆是诊断肾脏病必须取得的信息。尿液检查是诊断肾脏病方便而又有效的第一步。

尿液留取方法

为了使尿液检查可以正确诊断肾脏疾病，收集尿时有以下 4 点必须注意。

- 清洁中段尿：尽可能取中段尿以避免外阴部或尿道口包皮等污染，否则尿液被污染，会呈现血尿或白细胞尿等假阳性结果。留取中段尿时，最初的一小段尿液不要，中间的尿液留下，最后少量尿液也不用。
- 新鲜浓缩尿：一般尿液检查需要新鲜尿液，即排尿后

1 小时内做检查。注意留尿前 3 小时尽可能少喝水和饮料。

- 晨尿：为了保存尿液中可能出现的管型及测试尿液浓缩的能力，尽量采集早晨的第一次尿液。如在家自测尿液可采用晨尿，到医院检查时采用晨尿很难保证在 1 小时内完成检测。
- 避开月经期：女性采集尿液时应主动告知并避开月经期。

此外，一次尿液检查的异常并不能就此诊断患有肾脏疾病，但多次复查仍然呈现阳性结果时，就应引起足够重视并安排后续进一步检查。

> 尿液常规检查是诊断肾脏病的基础，目前各种体检与健康检查皆将它列入必查项目。在尿液收集时应注意正确的方法和步骤，以免造成检查结果偏差，从而延误病情。

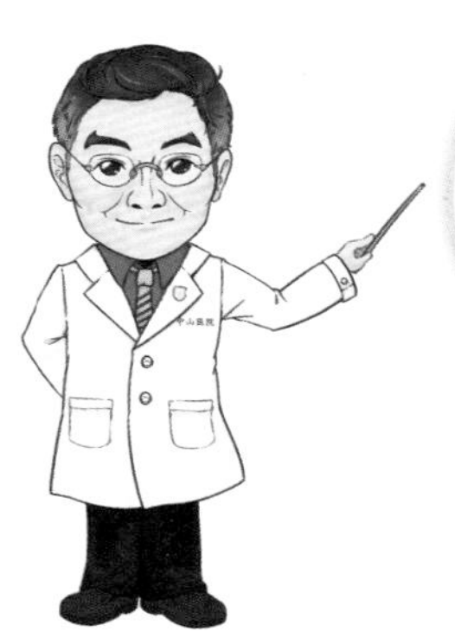

别小看简单的尿液检查，它提供的信息可大呢！

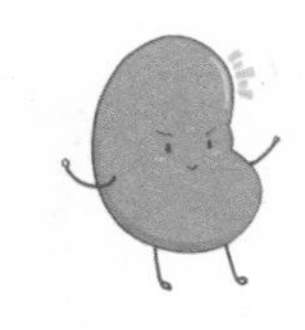

肾脏影像学检查

肾脏超声

通过超声波可以得知肾脏大小是否正常，质地、回声有无异常，还可以检查是否有肾结石、肾囊肿或肾肿瘤等。

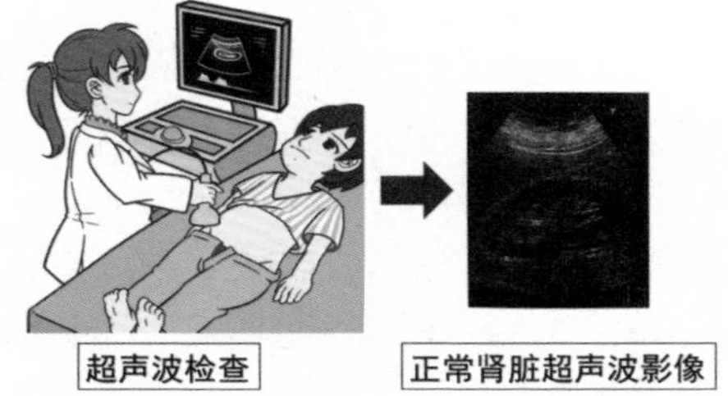

肾脏 CT、磁共振（MRI）或静脉肾盂造影

这三项检查可观察肾脏大小、形状、相关位置，监测尿路各结构（肾脏、输尿管、膀胱）微小结石及肿瘤的有无和位置。

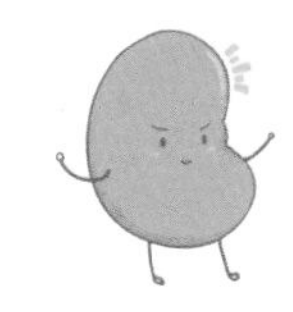

肾脏穿刺活检病理检查

肾脏穿刺活检是通过开放性手术、腹腔镜手术，或在超声、计算机体层摄影引导下，将活检装置刺入到肾目标区域后取肾脏组织或肾脏病变组织，然后进行病理检查的检查方法。其目的在于明确肾脏病诊断、制订药物治疗方案及判断疾病预后等，是诊断肾小球肾炎、肾病综合征等很多肾脏病的“金标准”。目前超声波引导下肾活检术可大大提高成功率和安全性。

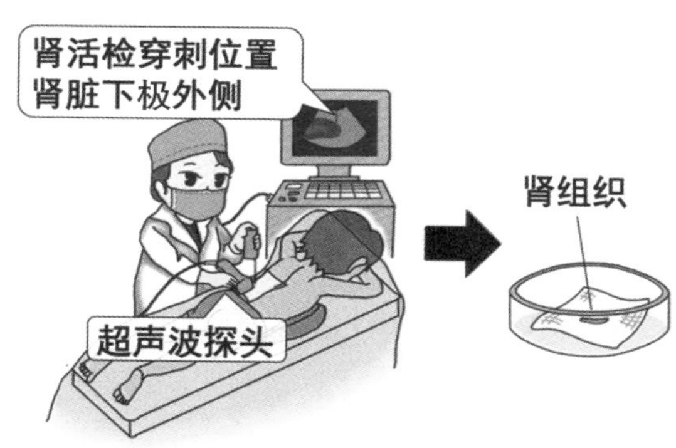

在肾活检前，医生会详细询问病史，根据患者病情完成血压、血液、尿液和影像学检查，包括尿常规、尿相差显微镜检查、尿白蛋白 / 肌酐、24 小时尿蛋白定量、血常规、肾功能、电解质、凝血功能和肾脏影像学检查，并筛查肝炎、梅毒和艾滋病等疾病。部分患者需暂时停用抗凝药物。

肾活检的适应证和禁忌证

适应证	禁忌证	
	绝对禁忌证	相对禁忌证
• 蛋白尿和（或）肾小球来源血尿 • 急进性肾炎 • 原因不明急性肾损伤 • 慢性肾功能不全但肾脏体积未完全缩小 • 全身性疾病继发的肾损害 • 移植肾 • 根据病情需要重复肾活检	• 明显出血倾向 • 不配合操作 • 肾体积缩小 • 肾血管瘤 • 海绵肾	• 急性期肾盂肾炎 • 肾脏异位或游走 • 未控制的严重高血压 • 过度肥胖 • 大量腹水 • 剧烈咳嗽 • 心功能不全 • 妊娠 • 孤立肾 • 多囊肾

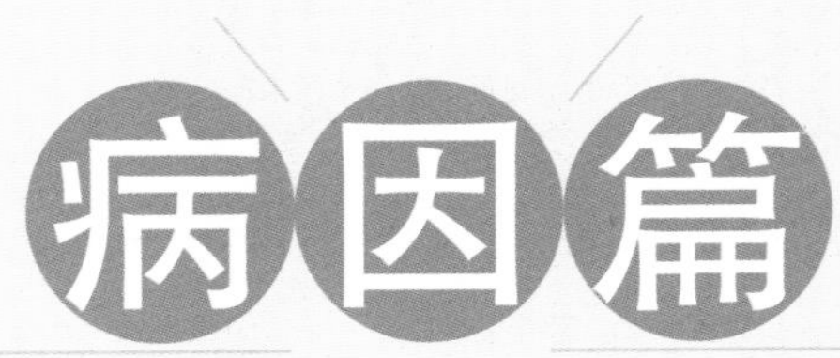

病因篇

（肾脏病与其他疾病）

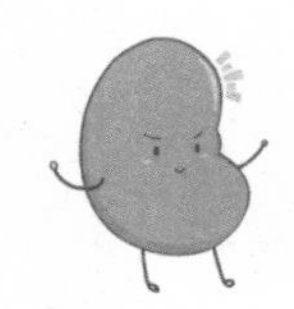

肾脏疾病的病因

肾脏是体内废物及药物代谢的重要器官。导致肾脏疾病的病因十分复杂，可以是原发性肾脏病，也可以是继发于其他疾病导致的肾脏损害，而且全身系统性疾病或药物使用不当，皆会损伤肾脏。除遗传性的肾脏病变外，造成肾脏疾病的原因大致可以分为以下几类。

慢性疾病导致的肾脏病变

糖尿病、高血压、高尿酸血症和高脂血症等慢性病均可能引起肾脏病。尤其是糖尿病，患病 5 年以上，约有 1/3 的患者会产生白蛋白尿，而后出现肾功能减退，糖尿病肾病所致尿毒症比例逐年上升。故慢性疾病的患者一定要积极治疗，以避免或减缓肾功能减退。

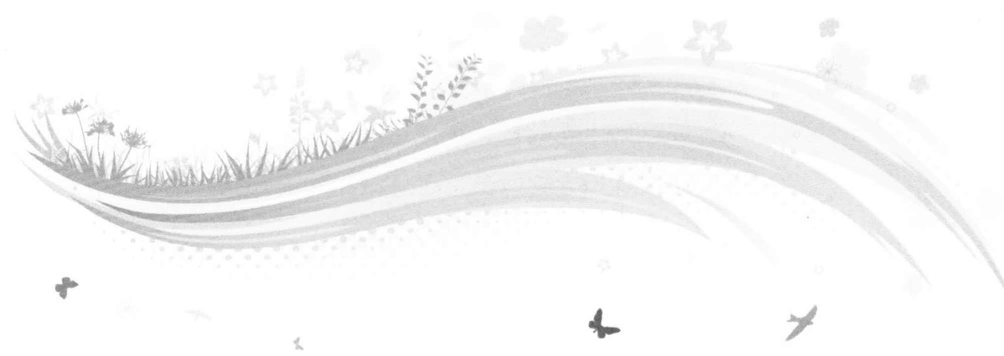

自身免疫性疾病

人体内的免疫系统功能失调（自身免疫性疾病），无法区分自身免疫或外来病原，进而攻击自己的肾脏时就会导致肾损害，如系统性红斑狼疮、原发性小血管炎等。治疗上需使用糖皮质激素和（或）免疫抑制剂，而且必须长期治疗和随访。

服用药物不当导致的肾脏病变

部分止痛药、感冒药、抗生素、中成药及含重金属药物可能会影响肾功能。慢性肾脏病患者在使用上述药物时需调整剂量，以避免加重肾脏损害。有许多药物及偏方，对于肾功能的影响仍然不清楚。很多患者自行服用药性不明的偏方或滥用止痛药物，往往造成严重的肾脏损害。因此应避免在没有指导的情况下随意服用此类药物。

尿路梗阻导致的肾脏病变

泌尿道结石、狭窄、积水及膀胱尿潴留均可能影响肾脏功能。许多慢性尿路梗阻的患者，仅注意疼痛、尿量的多少及有无肉眼血尿，而忽略了肾功能减退。

遗传性的肾脏病变

某些肾脏病是遗传而来，如多囊肾等家族遗传疾病。

肾功能会受系统性疾病的影响，肾功能受损时，早期并无明显症状。对于肾脏病高危人群，一定要定期随访肾功能和尿液检查，积极治疗，避免或减缓肾功能的恶化。

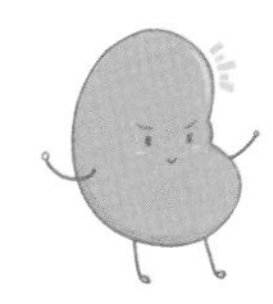

慢性肾脏病的高危人群

慢性肾脏病是个“沉默的杀手”，早期无明显症状，往往通过健康体格检查，或出现腰酸、水肿等临床表现才被发现，明显的临床表现往往出现在疾病比较严重的阶段，甚至尿毒症期才感到不适。因此早期筛查诊断、早期接受治疗就显得更为重要。那么慢性肾脏病的高危人群有哪些呢？

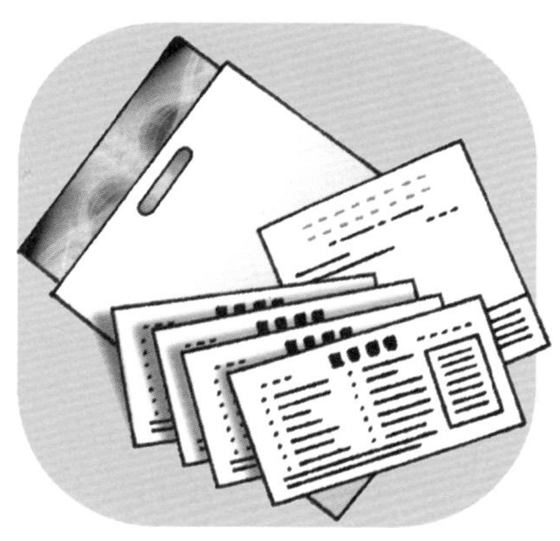

 慢性肾脏病的十六大高危人群

1. **糖尿病患者**：长期高血糖会造成肾脏病变及血管病变。
2. **高血压患者**：血压控制不佳会引起肾脏血管硬化（肾动脉狭窄）及肾小球硬化。
3. **心血管疾病患者**：心力衰竭、冠心病等容易导致肾功能减退。
4. **蛋白尿和微量白蛋白尿患者**：蛋白尿和微量白蛋白尿的出现已属于肾脏病，也是心脑血管疾病的危险因素。
5. **高尿酸血症和痛风患者**：血液尿酸浓度过高时，尿酸盐会沉积在肾组织而影响肾功能；部分患者痛风急性发作时使用的药物也会影响肾功能。
6. **脑血管意外（卒中）患者**：脑血管疾病患者往往伴有肾脏血管病变。
7. **高脂血症患者**：高脂血症可引起血管硬化，导致肾动脉狭窄和高血压。

8. **超重和肥胖患者：**体重指数（BMI）* ≥ 24，或男性腰围＞ 90 厘米或女性腰围＞ 80 厘米的人群常合并高血压、高脂血症和高血糖，易导致肾脏病。同时，肥胖还会引起肥胖相关性肾病，出现蛋白尿和肾功能减退。
9. **系统性红斑狼疮、血管炎和类风湿性关节炎等：**这些疾病或治疗这些疾病的药物常可引起肾脏损伤。
10. **肿瘤患者：**肿瘤及很多抗肿瘤治疗药物（包括靶向治疗药物），均可引起肾脏损害。
11. **病毒性肝炎患者：**乙型和丙型病毒性肝炎可引起肾炎，而部分治疗病毒性肝炎的药物也可引起肾损害。
12. **65 岁以上老年人：**老年人身体器官随年龄增加而退化，容易合并肾功能减退。
13. **药物：**长期服用药物的患者。
14. **有肾脏病家族史者：**家族中有蛋白尿、血尿、多囊肾、遗传性肾炎及透析治疗的患者。
15. **吸烟者：**吸烟会刺激交感神经，升高血压，造成肾脏负担而影响肾功能；而尼古丁可直接损害肾脏。
16. **大量饮酒者：**可直接引起高尿酸血症，同时饮酒者伴不良饮食习惯亦可导致高血压和高脂血症，均可导致肾损害。

* 体重指数（body mass index，BMI）是体重（千克）除以身高（米）的平方得出的数值，是评定体重的指标。BMI 正常值为 18~24，<18 为消瘦，≥ 24 为超重，≥ 28 为肥胖。

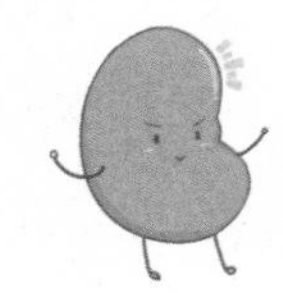

肾脏病的分类

按肾脏病病变部位分类

¤ 肾小球疾病。

¤ 肾小管和肾间质疾病。

¤ 肾血管疾病。

按肾脏病病因分类

◎ 原发性肾脏病

发病原因不明，病变局限于肾脏。如原发性 IgA 肾病、微小病变肾病等。

◎ 继发性肾脏病

肾以外疾病累及肾脏所致，如糖尿病肾病、高血压肾病、狼疮性肾炎等。

◎ 遗传性肾脏病

包括多囊肾、一些原因不明的低钾血症、高尿酸血症等。

按临床表现分类

- 急性肾小球肾炎（急性链球菌感染后肾小球肾炎）。
- 快速进展性肾小球肾炎。
- 无症状蛋白尿和（或）血尿。
- 慢性肾小球肾炎。
- 肾病综合征。
- 尿路感染和肾盂肾炎。
- 间质性肾炎。
- 肾小管酸中毒。
- 急性肾损伤。
- 慢性肾脏病。

按起病快慢和持续时间分类

- 急性肾损伤。
- 慢性肾脏病。

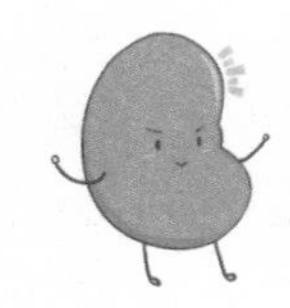

认识糖尿病肾病

糖尿病与糖尿病肾病

糖尿病肾病是糖尿病最常见的并发症之一。在美国，透析和肾移植患者中50%的患者是由糖尿病引起的。在我国，糖尿病肾病也越来越多见，无论1型还是2型糖尿病，30%~40%的患者会出现肾损害，而2型糖尿病中相当部分患者发现糖尿病的同时已经合并糖尿病肾病。

如何警惕糖尿病肾损害

对于糖尿病患者，若存在以下情况，应考虑糖尿病肾病：①大量白蛋白尿；②微量白蛋白尿伴有糖尿病视网膜病变和（或）周围神经病变。

另外，一定要重视除糖尿病肾病外，糖尿病患者比普

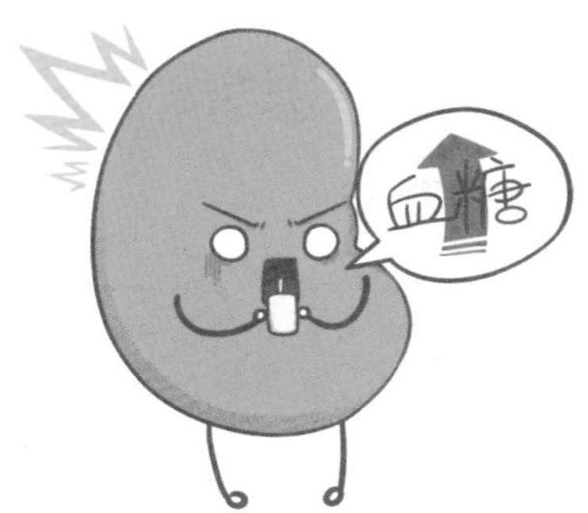

通人更加容易患各种其他肾脏病，肾活检病理检查可以明确诊断。

糖尿病肾病的应对策略

糖尿病肾病的治疗应注意以下 5 个方面。

- 控制血糖：是预防和治疗糖尿病肾病的关键，需要患者控制饮食，规律生活，积极配合医师服用降糖药物及使用胰岛素。控制血糖的靶目标值：糖化血红蛋白 <7.0%。
- 有效控制高血压：控制血压低于 130/80 mmHg。
- 及时防治尿路感染。
- 避免应用肾毒性药物。
- 定期规律至肾脏专科诊治，以便及时调整治疗方案，取得最佳治疗效果。

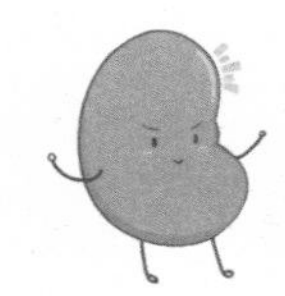

肾脏与高血压

正常人血压依靠血容量和外周血管阻力两大因素维系，肾脏是体内重要的排泄和内分泌器官，它在调节这两大因素中都有极为重要的作用。因此，肾脏是调节血压的主要器官之一。

高血压性肾损害

肾脏既是血压调节的重要器官，又是高血压损害的主要靶器官之一。由于患者血管压力升高，肾小球滤过压力也会增大，导致肾小球内压力也增高了。就好比一个“筛子”滤过一侧的压力增高，滤过的东西就会增加，时间长了，这个“筛子”本身也会因压力过大发生病变。

高血压性肾损害初期表现为蛋白尿和夜间排尿次数增多，进而出现肾功能减退，最终导致尿毒症。高血压性肾损害根据高血压和肾小动脉病理特征的不同分为良性肾小

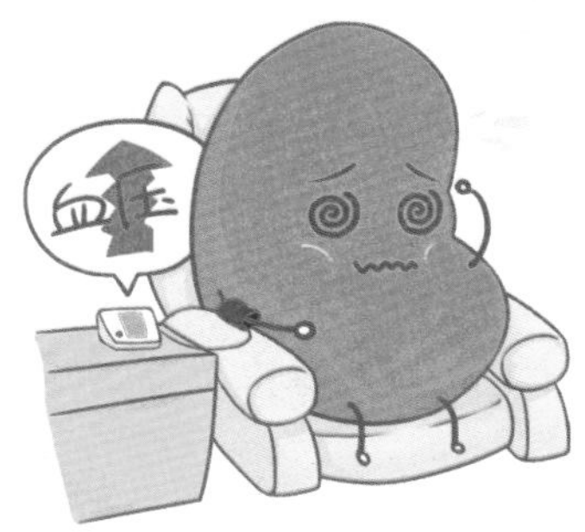

动脉硬化和恶性高血压肾病两类，两者可通过肾活检病理检查明确诊断。

◎ 良性肾小动脉硬化

- 有确切和持续的高血压病史，并排除继发性高血压。
- 病程往往持续 10 年以上。
- 伴高血压其他靶器官损害，如心室肥厚、眼底动脉硬化。
- 表现为单纯的蛋白尿，一般在 1.5 克 / 天以下，伴夜尿增多、尿浓缩功能减退等，没有血尿。
- 排除原发性肾脏病并发的高血压。

◎ 恶性高血压肾病

- 排除继发性恶性高血压。
- 高血压神经视网膜病变，眼底出血、渗出。

- 蛋白尿和血尿。
- 肾功能进行性恶化。

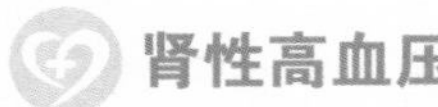

肾性高血压

肾脏疾病引起的血压升高称为肾性高血压，是继发性高血压的主要类型之一，尤其是年轻人。因此，新诊断患者若因高血压新诊，必须仔细检查有无肾脏病，判断是否由肾脏病引起的高血压。肾性高血压分为肾实质性高血压和肾血管性高血压，需要肾脏专科医师经过详细地询问病史、体检，以及血液、尿液和影像学检查方能鉴别。

◎ 控制肾性高血压的方法

- 控制肾性高血压的关键是调整生活方式和规律使用降压药物。
- 建议每天氯化钠的摄入量少于 5 克（钠少于 2~3 克）。但是老年人和肾间质性疾病的患者需经过肾脏专科医师评估水钠负荷情况再制订限盐计划。24 小时尿液钠和氯的测定可以帮助我们判断盐的摄入是否达到理想状态。
- 成年男性每天饮酒不超过 25 克（相当于啤酒 750 毫升，葡萄酒 250 毫升，38 度白酒 75 毫升，或高度白酒 50 毫升）。

- 成年女性每天饮酒不超过 15 克（相当于啤酒 450 毫升，葡萄酒 150 毫升，或 38 度白酒 50 毫升）。酒精摄入量（g）= 饮酒量（ml）× 酒精浓度（%）× 0.8。
- BMI 保持在 18.5~23.9。
- 每周锻炼 5 次，每次 30 分钟，以心血管能够耐受为限。
- 药物使用方面，根据患者具体情况，由肾脏专科医师制订个体化降压药物使用方案。

慢性肾脏病患者的血压控制靶目标

根据国际肾脏病组织 2012 年颁布的《慢性肾脏病血压管理的临床实践指南》建议，无论是否合并糖尿病，非透析、不同尿白蛋白水平的慢性肾脏病患者，血压控制靶目标如下表。

尿白蛋白排泄率（毫克 /24 小时）	血压控制靶目标（mmHg）
<30	≤ 140/90
≥ 30	≤ 130/80

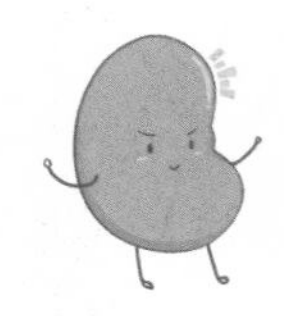

高尿酸血症 / 痛风与肾脏病

高尿酸血症与肾脏病

正常嘌呤饮食状态下，非同日 2 次空腹血尿酸水平异常升高，男性和绝经后女性 > 420 微摩尔 / 升（7 毫克 / 分升）或女性（绝经前）>360 微摩尔 / 升（6 毫克 / 分升），称为高尿酸血症。

高尿酸血症中 90% 的病因是相对于机体产生的尿酸，肾脏排泄不足（肾脏排泄不足型高尿酸血症）；5% 属于尿酸产生过多（产生增多型高尿酸血症）；5% 属于排泄不足和产生过多均存在（混合型高尿酸血症）。

高尿酸血症不仅是肾脏病的后果，同时还可以引起和加重肾脏病，是慢性肾脏病进展的重要因素，也是糖尿病和高血压等引起肾脏病的重要原因。

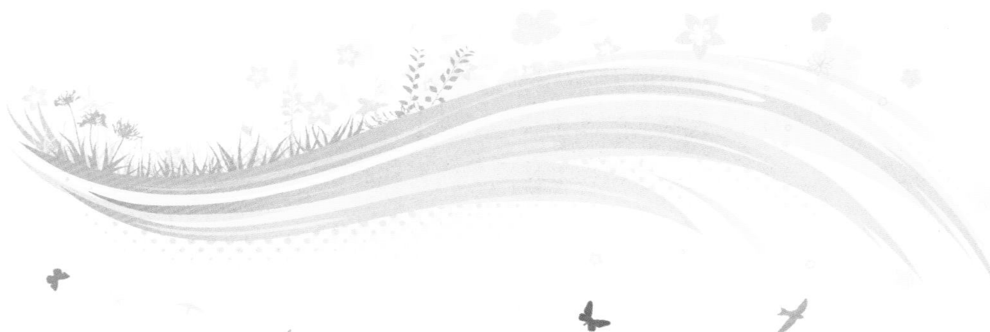

痛风与肾脏病

高尿酸血症是痛风发作的病因和基础，尿酸盐在关节等部位形成结晶沉积及进一步形成结石，造成损害才出现痛风。而高尿酸血症引起肾脏损害的机制则是尿酸盐在肾脏的沉积。因此，痛风性关节炎发作时常常伴有肾脏病的加重，应该引起重视。

饮食技巧

- 平衡和健康饮食在高尿酸血症和痛风的治疗和预防中有重要作用。

- 日常生活中需注意限制嘌呤含量高的食物的摄入量。
- 每天摄入的水至少一半以上为未添加任何成分的水。
- 不建议饮用含糖量高的饮料和酒精。
- 无严重心、肺、肾功能衰竭者建议维持每天尿量 2 000 毫升以上。

血尿酸控制靶目标

高尿酸血症和痛风患者，血尿酸控制靶目标如下表。

疾病	血尿酸控制靶目标（微摩尔 / 升）
高尿酸血症不伴痛风	<360
痛风	<300

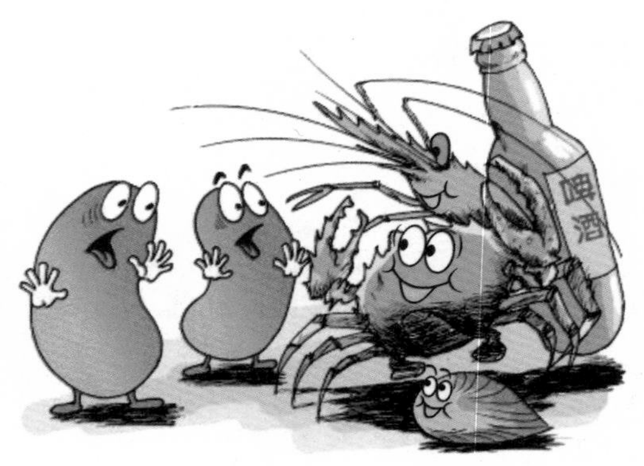

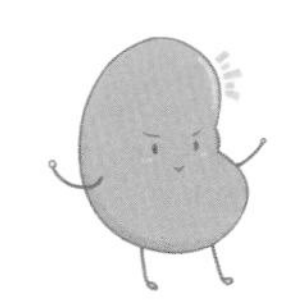

警惕急性肾损伤

急性肾损伤是 48 小时内血清肌酐升高≥ 26.5 微摩尔 / 升（≥ 0.3 毫克 / 分升），或者 7 天内血清肌酐较基础值升高≥ 50%，或者尿量减少 [尿量＜ 0.5 毫升 /（千克 • 小时），持续时间≥ 6 小时]。

病因

急性肾损伤可由多种病因引起，如手术、创伤、感染、毒物、药物（尤其是造影剂、部分抗生素、化疗药、口服退热和止痛药等）及地震、车祸、火灾等突发灾害性事件，表现为短时间内血肌酐和尿素等升高，肾小球滤过率下降，水、电解质和酸碱平衡紊乱，严重者同时出现多个系统并发症，是可以发生在医院各科室的常见危重病症。

分类

急性肾损伤可分为肾前性、肾性和肾后性 3 类（下表）。

分类	特征	比例（%）
肾前性	肾血流灌注减少	55
肾性	肾实质损伤	40
肾后性	急性双侧尿路梗阻或孤立肾单侧尿路梗阻	5

应对策略

一旦出现短时间内血清肌酐快速升高伴或不伴尿量减少时，须尽早至肾脏专科就诊，寻找急性肾损伤的病因，及早采取干预措施，避免肾脏受到进一步损伤。

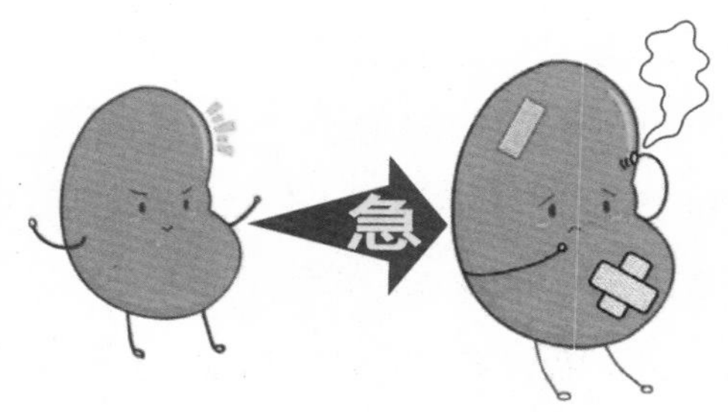

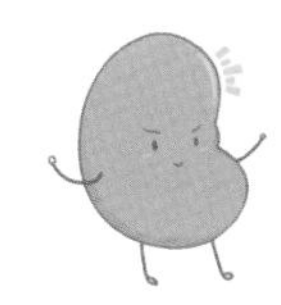

尿路感染和肾盂肾炎

尿路感染是泌尿系统疾病中的常见病和多发病。多种微生物（如细菌、真菌、支原体、衣原体、病毒和寄生虫等）侵犯尿道均可引起尿路感染。从婴儿到老年人均可发病，女性更易患尿路感染，40%~50% 的女性发生过尿路感染，妊娠期妇女发生率可达 10.2%；男性则好发于肾移植患者和尿道结构或功能异常者，如前列腺肥大等。

典型症状

尿路感染症状较为复杂，轻者可无明显不适症状，尤其是老年人。膀胱炎和尿道炎的患者可有排尿不适、排尿次数增多、尿意频繁等。肾盂肾炎时则可有腰酸、腰痛、发热等。少数反复发作或迁延不愈，可致肾衰竭。

分类

常见的尿路感染分类方法如下表。

分类方法	类型
根据有无临床症状	有症状尿路感染 无症状细菌尿
根据发病部位	上尿路感染：肾盂肾炎 下尿路感染：膀胱炎
根据有无尿道解剖结构或功能异常	复杂性尿路感染 非复杂性尿路感染
根据尿路感染是初发或再发	初发尿路感染 再发性尿路感染（6 个月内尿路感染发作≥ 2 次，或 1 年内≥ 3 次）：复发、重新感染

应对策略

如果患者出现尿急、尿频、尿痛、排尿灼热感、腰酸、腰痛、尿色浑浊，需及时前往肾脏专科行尿液、血液和影像学检查，并按照医嘱规律复查。

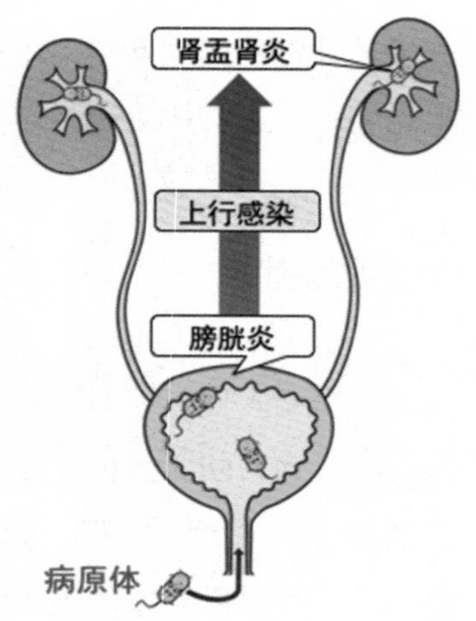

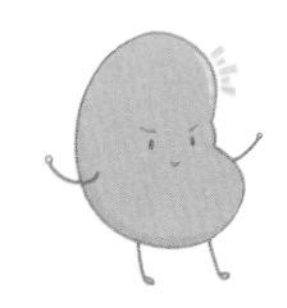

孤立肾

何为“孤立肾”

正常人的肾脏左右各一个，共同完成排泄毒素和调节血压等维持内环境稳定功能。如果一侧肾脏未发育，或因为肿瘤、感染等原因切除或失去功能，即为“孤立肾”，又称单侧肾。如同原本两个人的工作由一个人完成，孤立肾一直处于高负荷工作状态，易出现蛋白尿、肾功能减退等情况，且对药物等的毒性作用更为敏感。

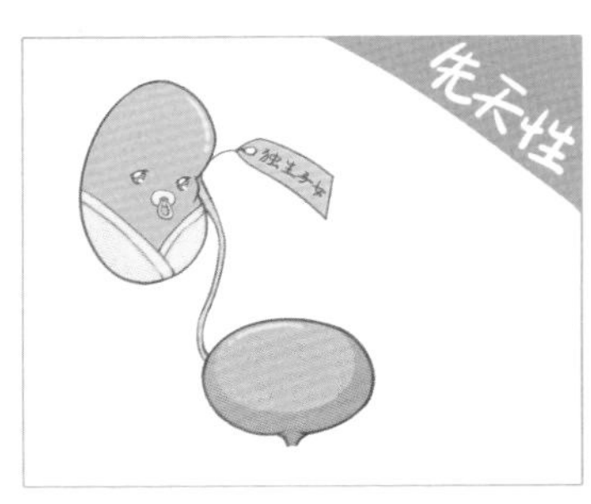

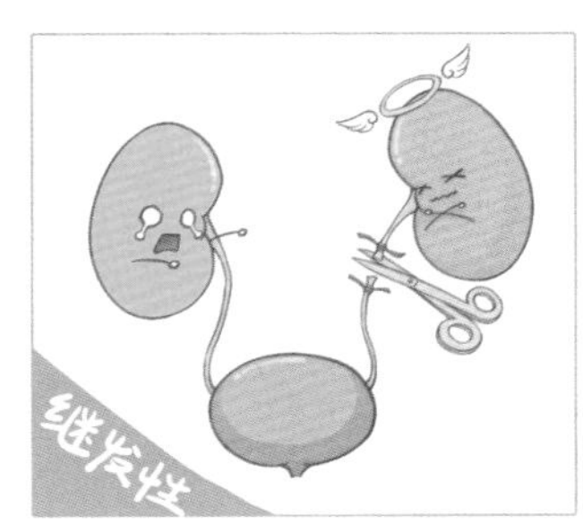

应对策略

日常生活中，患者需注意监测血压，限制钠盐摄入，控制体重，尽量减少肾毒性药物和食物的摄入，定期至肾脏专科检查。如果因病情需要至其他科室就诊，须向医师说明病情，制订个体化诊疗方案，尽可能保护肾脏功能。

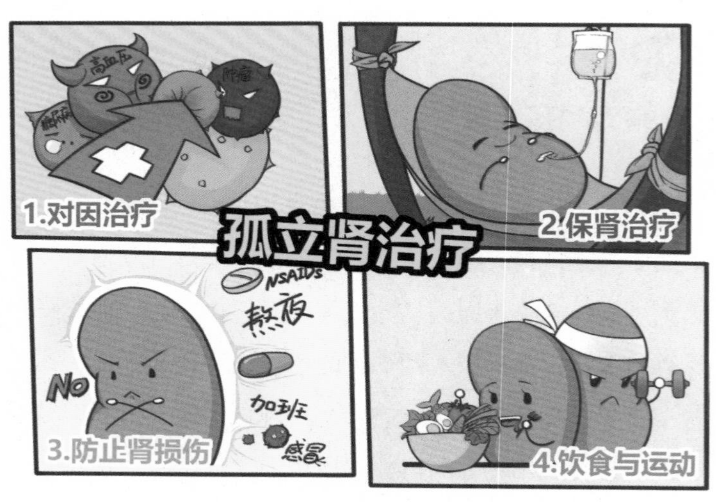

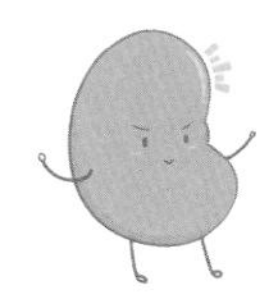

肾囊肿和多囊肾

肾囊肿

肾囊肿即肾脏长出的“水泡”，可分为单纯性肾囊肿和获得性肾囊肿。肾囊肿多因为健康体格检查或因其他目的行影像学检查时偶然发现。

◎ 单纯性肾囊肿

- 单纯性肾囊肿影响肾功能恶变的机会很小，对无症状和无并发症的患者不需要治疗，可 6 个月至 12 个月复查 1 次。
- 对直径超过 5 厘米的较大囊肿可考虑穿刺抽液。
- 对直径超过 10 厘米，预估囊内液体超过 500 毫升的巨大囊肿，可疑癌变的囊肿，肾盂旁囊肿及与肾盂相通的囊肿不宜行囊肿穿刺术，可考虑手术治疗。

◎ 获得性肾囊肿

获得性肾囊肿是在肾衰竭后出现的肾囊肿。

多数患者无症状，少数患者可因囊肿出血或肾癌出现患侧腹痛、血尿或肾周血肿。

对预期寿命较长的患者，需每年行肾癌筛查。

多囊肾

多囊肾是遗传性疾病，最常见的是常染色体显性多囊肾病。多伴有多囊肝、颅内动脉瘤等，故多囊肾患者应行早期筛查。

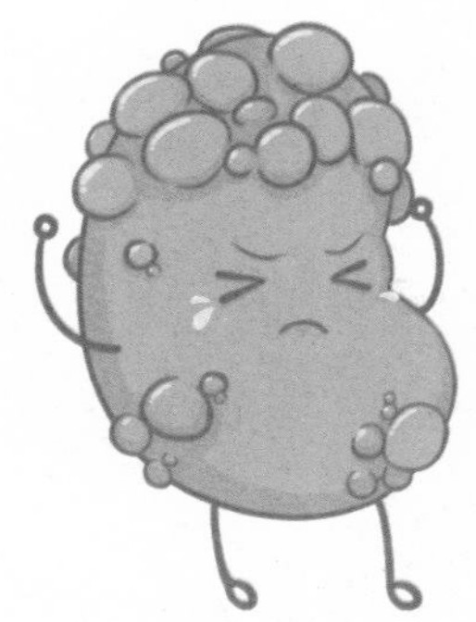

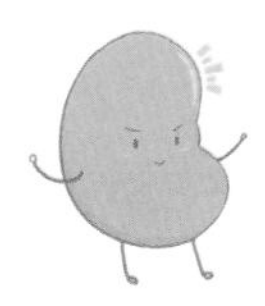

恶性肿瘤与肾脏病

除原发性和转移性肾脏肿瘤，肾外肿瘤可引起的肿瘤相关性肾病包括：肿瘤代谢产物及化疗、放疗和通过免疫机制等所致的肾脏病变。恶性肿瘤导致肾脏损伤的分类详见下表。

病变类型	相关肿瘤及病因
肾前性肾损伤	低血容量（进食少、呕吐、腹泻等） 毛细血管渗漏综合征 肝肾综合征、第三间隙液积聚 血管栓塞
肾性疾病	
• 微小病变，局灶节段硬化	霍奇金病、胸腺肿瘤、胰腺肿瘤、恶性间皮瘤、结肠癌、腹膜后肉瘤、肾细胞癌、前列腺癌等
• 膜性肾病	肺癌、乳腺癌、胃癌、肠癌、甲状腺癌、皮肤 T 细胞淋巴瘤等
• 膜增生性肾炎	慢性淋巴细胞性白血病、黑色素瘤、非霍奇金淋巴瘤、B 细胞淋巴瘤等
• 淀粉样变	• 原发性：多发性骨髓瘤 • 继发性：肾细胞癌、霍奇金病、慢性淋巴细胞性白血病等

（续表）

病变类型	相关肿瘤及病因
肾性疾病	
• IgA 肾病	皮肤 T 细胞淋巴瘤、上呼吸道肿瘤等
• 肾小管间质疾病	高钙血症、急性单核细胞白血病、粒－单核细胞白血病、多发性骨髓瘤
• 溶血性尿毒综合征	• 骨髓移植（放疗、大剂量环磷酰胺、环孢素、他克莫司） • 化疗（丝裂霉素、顺铂和博来霉素联用） • 黏液分泌性肿瘤（胃癌、胰腺癌、前列腺癌）
• 药物肾毒性	化疗药物（顺铂等）、造影剂等
• 溶瘤综合征	多见于放疗、化疗等大量癌细胞坏死，释放出大量代谢产物（如尿酸等），导致急性肾损伤
肾后性疾病	
• 肾小管阻塞	肿瘤所致高尿酸血症性肾病、轻链肾病，氨甲蝶呤形成结晶
• 肾外梗阻	输尿管、膀胱颈梗阻（后腹膜、盆腔和前列腺肿瘤）

恶性肿瘤患者应该定期做尿液、肾功能和泌尿系统影像学等检查，一旦发现肾脏疾病须“及时处理，切莫拖延”。

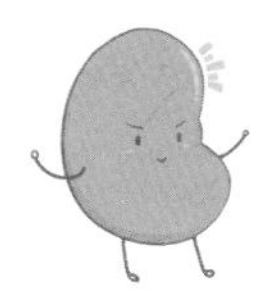

血管炎与肾脏病

血管炎的分类

血管炎分为大血管炎、中血管炎和微小血管炎。分类见下表。

分类	代表疾病
大血管炎	大动脉炎（Takayasu 血管炎） 巨细胞动脉炎（颞动脉炎）
中血管炎	结节性多动脉炎 (PAN) 川崎病（Kawasaki 病）
微小血管炎	微小多动脉炎 (MPA) 韦格纳肉芽肿 (WG) 变应性肉芽肿血管炎 (CSS) 过敏性紫癜 (HSP) 原发性冷球蛋白血症血管炎 皮肤白细胞破碎性血管炎

 血管炎导致的肾损害

大、中血管炎肾损害主要表现为肾脏缺血，发病可能与感染、免疫异常、环境因素、药物使用、遗传等相关。

乙型肝炎、丙型肝炎、艾滋病、巨细胞病毒感染、EB病毒感染、恶性肿瘤、系统性红斑狼疮、干燥综合征、类风湿性关节炎、糖尿病、溃疡性结肠炎、自身免疫性肝病易继发血管炎。

长期服用丙硫氧嘧啶、肼苯哒嗪、青霉胺、别嘌醇和柳氮磺胺吡啶等药物患者出现血尿、蛋白尿，甚至血肌酐升高应该尽早做抗中性粒细胞胞浆抗体（ANCA）检查。部分血管炎患者的ANCA检测阴性。

血管炎的其他表现

血管炎可以有肾脏外器官受累，如鼻、口腔、耳、眼、肺和皮肤等，症状表现多样，部分患者仅表现为发热、乏力、食欲减退、体重下降、关节痛等类似“感冒”症状，容易被忽视，也可以仅累及肾脏，表现为蛋白尿、血尿、血肌酐升高、高血压、水肿、少尿或无尿。

及早发现血管炎，规范化治疗，有效预防并发症是改善预后的关键。

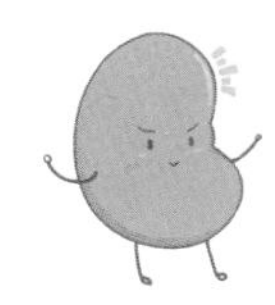

类风湿性关节炎与肾脏病

类风湿性关节炎是一种常见的、以关节滑膜慢性炎症为特征的全身性免疫性疾病。血清中多存在类风湿因子（RF）。

类风湿性关节炎引起的肾损害

类风湿性关节炎可累及肾脏、肺和心血管等。肾脏损害既可以与类风湿性关节炎本身所致肾脏受累有关，也可因治疗药物的副作用所致，表现为蛋白尿、血尿、高血压、肾功能减退等，详见下表。

类风湿性关节炎直接造成的肾损害
• 伴或不伴有 IgA 沉积的肾小球系膜增生性病变
• 膜性肾病

（续表）

类风湿性关节炎直接造成的肾损害
• 膜增生性肾小球肾炎
• 节段坏死性肾炎伴新月体形成（类风湿性血管炎）
• 淀粉样变性
药物相关性肾损害
• 膜性肾病：金制剂、青霉胺、汞制剂
• 微小病变：非甾体类抗炎药、金制剂、青霉胺
• 急性间质性肾炎：非甾体类抗炎药、硫唑嘌呤
• 急性肾小管坏死：非甾体类抗炎药、氨甲蝶呤、金制剂
• 慢性间质性肾炎：环孢素、他克莫司、非甾体类抗炎药
• 新月体肾炎：青霉胺

类风湿性关节炎肾损害的诊断

肾脏受累的确切诊断主要依赖于肾活检病理检查。建议类风湿性关节炎患者定期做尿液、肾功能检查，若有肾脏受累，及早行肾活检病理检查。

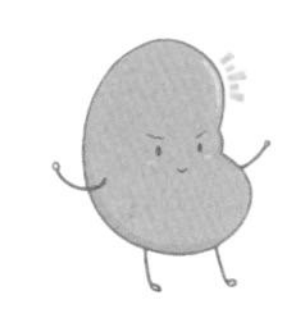

系统性红斑狼疮与肾脏病

系统性红斑狼疮（SLE）是一种累及全身器官的自身免疫性疾病。几乎100%的SLE患者有肾脏病变，有时肾脏是唯一或最早受累的器官，故狼疮性肾炎（LN）是SLE最为常见和严重的并发症。

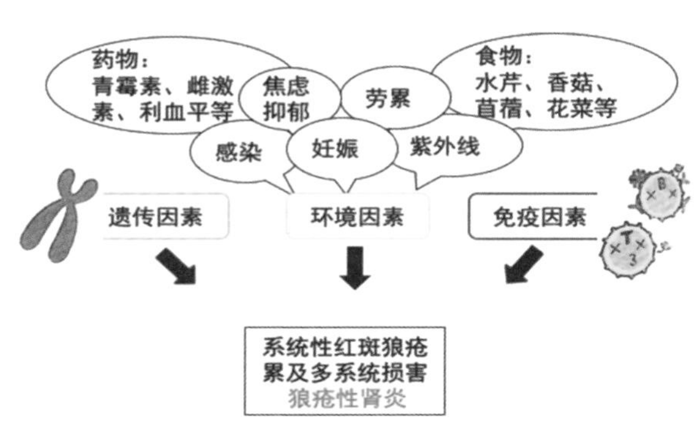

SLE 累及肾损害的诱因

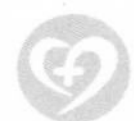

LN 的临床表现

狼疮性肾炎临床表现多样。

- 肾外表现为乏力、发热、鼻面部蝶形红斑、光敏感、脱发、盘状红斑、网状青斑、关节疼痛等。
- 肾脏可以表现为无症状的单纯血尿和（或）蛋白尿，也可表现为大量蛋白尿、肉眼血尿、眼睑和双下肢水肿、低蛋白血症、血肌酐进行性升高，甚至少尿、无尿而需要透析治疗，建议及早行肾活检病理检查明确诊断。因此，对于 SLE 的治疗，肾脏病情是最主要的指标之一。

LN 的诊断与治疗

由于狼疮肾炎病理改变复杂多样，不同的病理类型可以互相重叠，也可随着疾病活动性和治疗效果的变化互相转变，因此肾活检病理检查可为治疗提供有用且往往是决定性的信息，只要患者有狼疮性肾炎活动的依据，如尿红细胞增多或出现红细胞管型、蛋白尿增加或肾功能减退等，就应行肾活检病理检查，以便及早调整治疗方案，延缓病情进展。

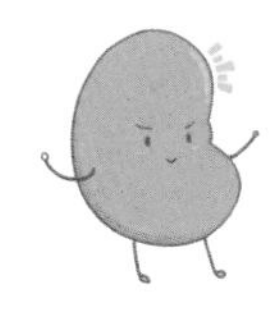

脑卒中与肾脏病

脑卒中与肾脏病的关系

脑卒中又称“脑中风”或脑血管意外，具有极高的病死率和致残率，分为出血型脑卒中（脑出血或蛛网膜下腔出血）和缺血性脑卒中（脑梗死、脑血栓形成）两大类。有研究发现，20%~30% 的急性脑缺血患者和 20%~46% 的急性颅内出血患者均伴有不同程度的慢性肾脏病。

由于肾脏病治疗、血液透析、腹膜透析手段的不断进步，直接死于肾功能衰竭的患者越来越少，而肾脏病合并心脑血管疾病已经成为肾脏病患者，尤其是年轻的肾脏病患者重要和直接的死亡原因。另外，蛋白尿和肾功能减退可增加脑卒中的风险。

肾－脑血管疾病的就诊策略

由于肾脏病合并脑卒中的多数患者不在肾脏专科就诊，患者出现蛋白尿和（或）肾功能减退往往会影响专科医师对疾病的诊治。

对于肾功能减退患者，神经科医师往往担心药物蓄积的副作用而忽视对脑卒中危险因素的积极治疗，如使用阿司匹林、部分降压药物和他汀类降脂药物等。

另外，肾脏病患者合并急性脑缺血或脑出血时，神经科医师使用抗凝、溶栓、脱水药物的范围和剂量受到限制，降低了治疗效果。

我们建议“肾 - 脑血管疾病（RCD）”患者在神经科治疗的同时也定期到肾脏专科就诊。

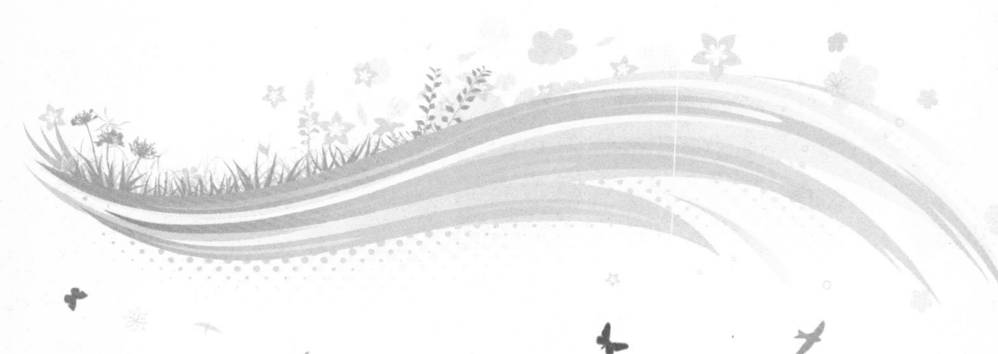

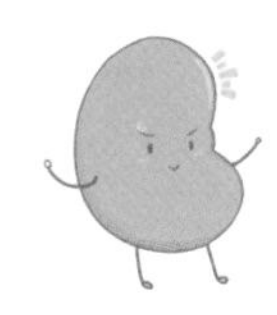

病毒性肝炎与肾脏病

乙型肝炎病毒与肾脏病

全球曾经有 20 亿人感染过乙型肝炎病毒（HBV），慢性 HBV 感染者 3.5 亿人，我国更是 HBV 感染高流行区。这些患者也应该重视肾脏病的筛查，每年一次尿液和肾功能检查是必要的。一旦发现蛋白尿、血尿和肾功能异常，务必尽早至肾脏专科就诊，完成肾活检病理检查。以鉴别是 HBV 感染合并肾脏病，亦或是乙型肝炎相关性肾小球肾炎，这两种情况的治疗是不一样的。

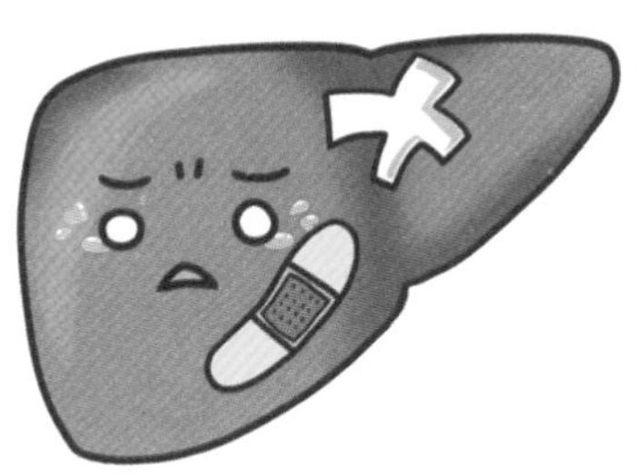

丙型肝炎病毒与肾脏病

丙型肝炎病毒（HCV）感染主要经过血液传播，全球感染率为 3%，约 1.8 亿人感染了 HCV。HCV 感染后会通过免疫反应损伤肾小球，常伴有冷球蛋白血症，称为丙型肝炎相关性肾小球肾炎。确诊也需要行肾活检病理检查。

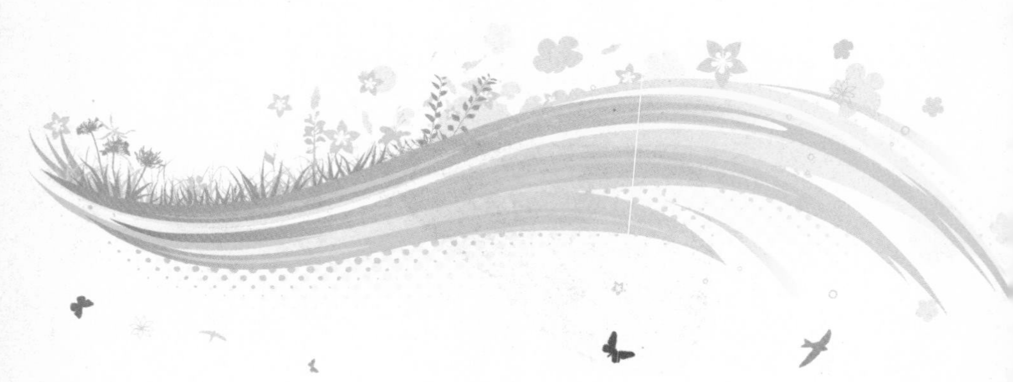

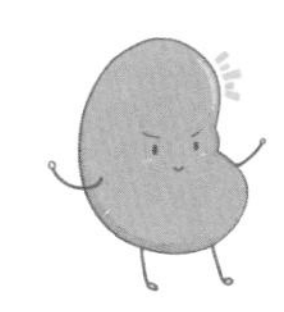

泌尿系结石

什么是泌尿系结石

泌尿系结石是一些晶体物质（如钙盐、草酸盐、尿酸盐等）沉积在泌尿道所致，根据部位可分为肾结石、输尿管结石和膀胱结石。

泌尿系结石可有腰酸、腰痛、血尿、尿量减少和泌尿系感染等症状，亦可完全无症状。

泌尿系结石的诊断与治疗

泌尿系结石患者有必要行影像学检查，包括超声波、尿路平片、静脉尿路造影、CT 扫描、逆行或经皮肾穿刺造影和磁共振成像等。

由于泌尿系结石可能合并感染，影响肾功能，长期存在的结石刺激还可能引起尿路上皮肿瘤，故多数结石需要内科溶石、排石治疗或外科手术治疗。

另外，一些疾病如甲状旁腺功能亢进和慢性腹泻等引起的高钙血症和高钙尿症、高尿酸血症和痛风等可引起肾结石，故肾结石患者应做血钙、尿钙、血尿酸等相关检查，以明确病因。

预防泌尿系结石的关键是多饮水。每天饮水2 000~3 000 毫升，保证尿量在 2 000 毫升以上。

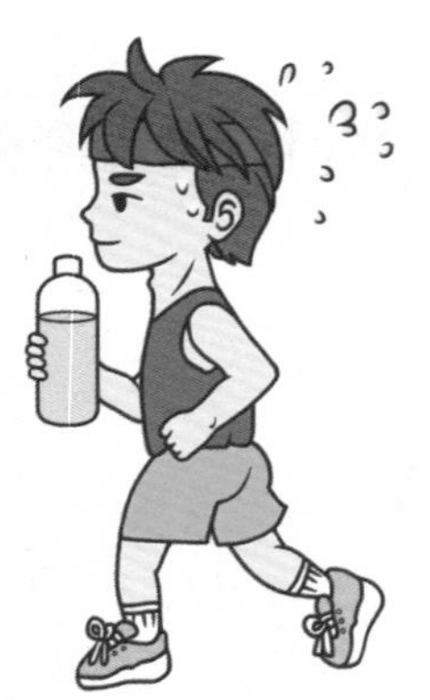

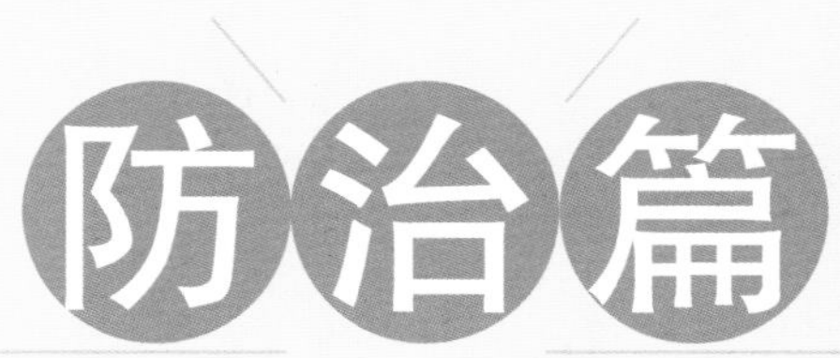

防治篇

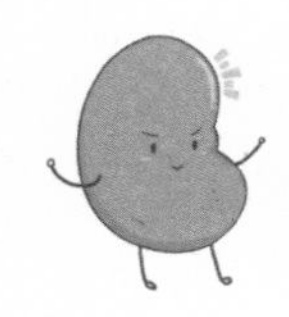

肾脏病的症状

早期征兆

当肾脏不能维持正常功能时，废物和过多的液体会在体内堆积，伴随可能出现以下症状。

- 血压升高。
- 夜尿频繁，排尿困难或疼痛。
- 尿色加深，肉眼血尿。
- 尿中泡沫增多要警惕可能有蛋白尿。
- 眼睑、颜面部或双下肢水肿。
- 腰酸、腰痛。
- 贫血。
- 食欲减退、呕吐等。

晚期征兆

随着肾功能继续恶化，当过多的代谢废物及水分积聚在体内时，肾衰竭的症状就会陆续出现。可能伴随以下症状。

- 疲倦、精神无法集中、嗜睡（贫血）。
- 头晕、头痛（高血压）。
- 皮肤干燥、瘙痒。
- 失眠或不易入睡。
- 尿量减少、四肢或颜面部水肿。
- 呼吸急促或困难。
- 恶心、呕吐、食欲不振、口腔有异味。

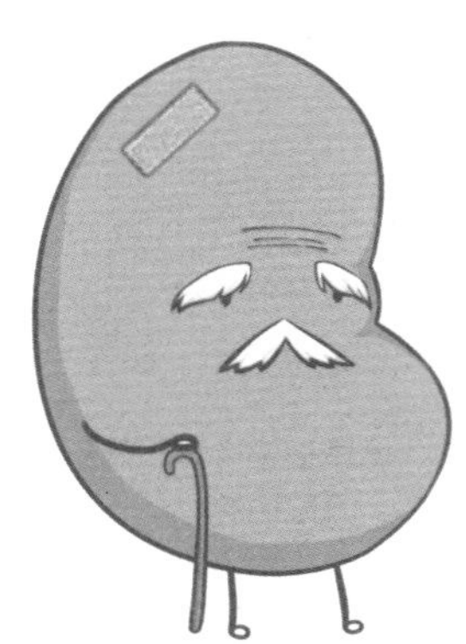

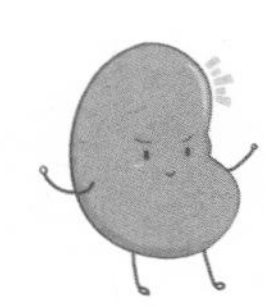

慢性肾脏病发展过程和各阶段治疗策略

慢性肾脏病是一种慢性、进展性肾脏疾病。根据肾小球滤过率（eGFR）下降程度，慢性肾脏病可分为 1~5 期，其中 3 期还可进一步分为 3a 期和 3b 期。针对不同人群，慢性肾脏病的筛查、预防和治疗重点不同，具体见下图。

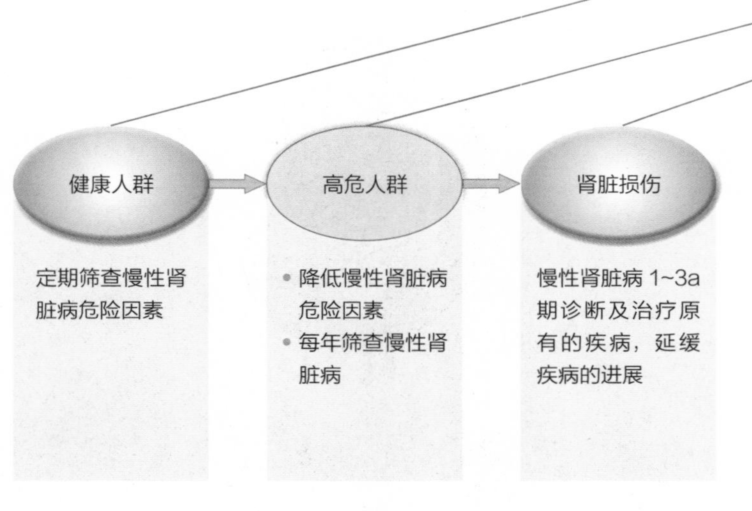

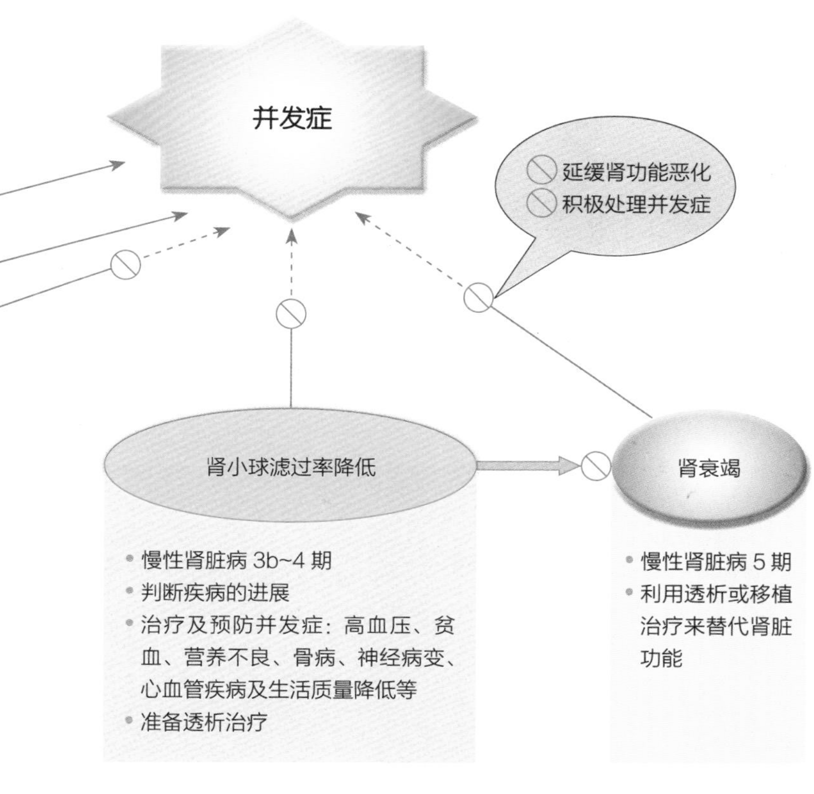
并发症
延缓肾功能恶化
积极处理并发症
肾小球滤过率降低
肾衰竭
慢性肾脏病 3b~4 期
判断疾病的进展
治疗及预防并发症：高血压、贫血、营养不良、骨病、神经病变、心血管疾病及生活质量降低等
准备透析治疗
慢性肾脏病 5 期
利用透析或移植治疗来替代肾脏功能

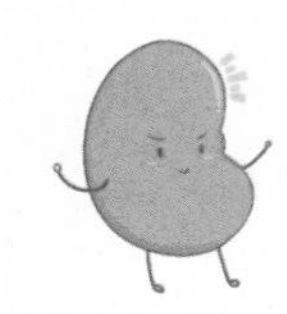

慢性肾脏病的分期

慢性肾脏病可分为 5 期，以年龄、性别、血清肌酐等估算出的肾小球滤过率（eGFR）来判断肾功能。

年　月　日　我目前属于哪个分期？※				
慢性肾脏病分期	肾小球滤过率（每分钟·毫升/1.73 米 ^{2}）	类型	肾脏功能	治疗方式
1 期	≥ 90	肾功能正常，但出现蛋白尿、血尿等	肾功能仍有健康人的 60% 以上，且有蛋白尿、血尿或水肿等症状	保护肾脏功能 • 健康的饮食和生活方式 • 积极控制血糖和血压 • 定期做肾功能和尿液检查
2 期	60~89	轻度肾功能下降		

（续表）

年　　月　　日			我目前属于哪个分期？※		
慢性肾脏病分期	肾小球滤过率（每分钟·毫升 / 1.73 米^2）		类型	肾脏功能	治疗方式
3 期	3a	45~59	中度肾功能下降	肾脏功能仅有健康人的 15%~59%，有水肿、高血压、贫血和疲倦等症状	延缓进入终末期肾病 • 积极配合治疗 • 健康的生活习惯 • 预防肾性骨病：限制高磷食物摄取，使用磷结合剂 • 改善水肿：避免摄入过量水分及盐分 • 低蛋白饮食控制 • 自我心理调节，积极主动配合治疗
	3b	30~44			
4 期	15~29		重度肾功能下降		
5 期	<15		终末期肾病（肾衰竭）	肾功能剩下健康人的 15% 以下，无法排出体内代谢废物和水分	准备进入透析治疗阶段 • 使用药物改善食欲不振及恶心 • 治疗贫血，可注射促红细胞生成素或铁剂 • 预防高钾血症 • 减少心功能衰竭 • 透析或移植的准备

※ 根据初期慢性肾脏病的治疗策略，如果您是慢性病患者（蛋白尿、糖尿病、高血压、痛风等）、长期服药患者、家族中有肾病患者，请针对原有的疾病积极治疗，并至肾脏病专科治疗。

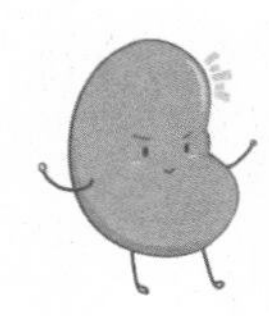

早期慢性肾脏病的健康宣教

☐ 认识肾脏的基本结构与功能

☐ 慢性肾脏病的基础知识（定义、病因、症状）

☐ 慢性肾脏病分期及危险因素

☐ 教导定期随访的重要性，服用药物（包括中草药及保健品）前须先咨询医师意见

☐ 慢性肾脏病营养治疗的目的和原则

☐ 慢性肾脏病患者膳食搭配

☐ 慢性肾脏病与营养物质（蛋白质、钾、钠、钙、磷等）

☐ 简介高血压、高脂血症、糖尿病及其并发症（可选）

☐ 其他：痛风、自身免疫疾病等（可选）

身为初期慢性肾脏病患者的您，了解上述的宣教内容吗？

□ 宣教项目：

日期：　　　　年　　月　　日

宣教者签名：

指导者签名：

□ 宣教项目：

日期：　　　　年　　月　　日

宣教者签名：

指导者签名：

□ 宣教项目：

日期：　　　　年　　月　　日

宣教者签名：

指导者签名：

□ 宣教项目：

日期：　　　　年　　月　　日

宣教者签名：

指导者签名：

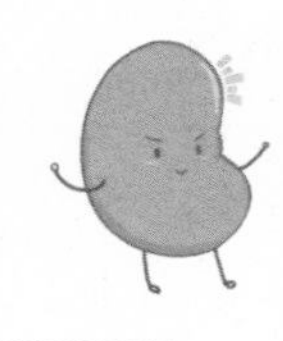

早期慢性肾脏病患者生活方式建议

日常生活中，饮食和生活习惯均会对慢性肾脏病的进程造成影响。

戒　烟	可以减缓肾功能恶化，降低心脑血管疾病的发生。 □ 我已经做到　□ 尚未做到，将努力做到
减　重	若 BMI ≥ 24，男性腰围 >90 厘米，女性腰围 >80 厘米，建议减重。 □ 我已经做到　□ 尚未做到，将努力做到
按时休息 晚上 10 点前休息	有助于提高免疫力，预防感冒，促进肾脏病缓解。 □ 我已经做到　□ 尚未做到，将努力做到
蛋白质摄取	在早期慢性肾脏病（CKD，1~3 期），开始实施低蛋白质饮食，建议每天摄入不超过 0.8 克 / 千克体重，其中 50% 以上为优质蛋白质。 □ 我已经做到　□ 尚未做到，将努力做到

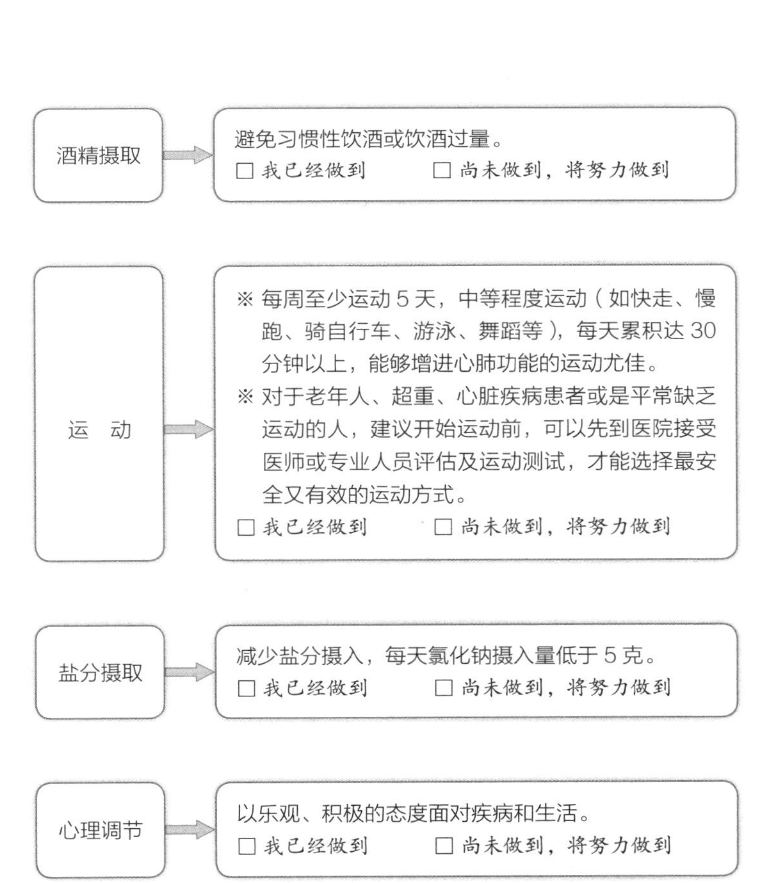

酒精摄取 → 避免习惯性饮酒或饮酒过量。

□ 我已经做到　　□ 尚未做到，将努力做到

运　动 →

※ 每周至少运动 5 天，中等程度运动（如快走、慢跑、骑自行车、游泳、舞蹈等），每天累积达 30 分钟以上，能够增进心肺功能的运动尤佳。

※ 对于老年人、超重、心脏疾病患者或是平常缺乏运动的人，建议开始运动前，可以先到医院接受医师或专业人员评估及运动测试，才能选择最安全又有效的运动方式。

□ 我已经做到　　□ 尚未做到，将努力做到

盐分摄取 → 减少盐分摄入，每天氯化钠摄入量低于 5 克。

□ 我已经做到　　□ 尚未做到，将努力做到

心理调节 → 以乐观、积极的态度面对疾病和生活。

□ 我已经做到　　□ 尚未做到，将努力做到

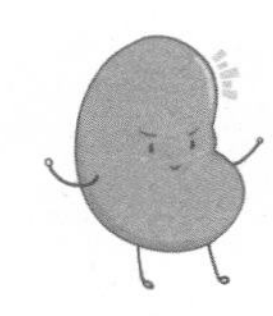

慢性肾脏病居家生活护理

1 定期门诊随访检查。

2 控制导致肾功能恶化的疾病或因素，如糖尿病、高血压、高尿酸血症、痛风、高脂血症等。

- 控制血压维持在 130/80 mmHg 的理想范围内：不抽烟、不酗酒、不熬夜，每周至少运动 5 次。不可擅自调整药物剂量。
- 控制血糖在安全范围内：餐前血糖控制在 5.0~7.0 毫摩尔 / 升，糖化血红蛋白小于 7.0%。可从运动、饮食、药物入手。
- 控制高脂血症在理想范围内：总胆固醇≤ 5.2 毫摩尔 / 升，低密度脂蛋白 <2.6 毫摩尔 / 升（部分患者需控制在 <1.8 毫摩尔 / 升），三酰甘油≤ 1.70 毫摩尔 / 升。
- 控制高尿酸血症和痛风：血尿酸控制在 360 微摩尔 / 升以下。

3 积极配合饮食控制。

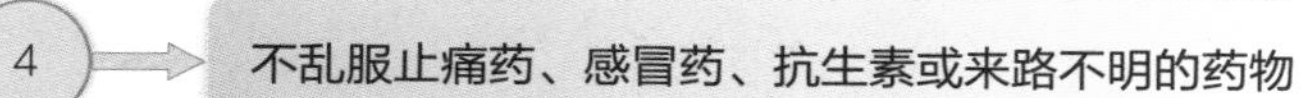

4 不乱服止痛药、感冒药、抗生素或来路不明的药物。

5 预防感染：泌尿道、呼吸道及胃肠道感染会影响肾功能。

- 如厕时做好个人卫生习惯，勿憋尿，洗澡采用淋浴方式。
- 流行性感冒季节尽量不出入公共场所。
- 不食用生冷和隔夜食物

6 保证充足睡眠，勿熬夜，避免劳累。

7 运用健康教育资源，与肾脏病健康管理团队保持联系。

8 妇女如计划妊娠，应当向专科医师咨询，在怀孕期间需定期随访和检查，以便早期发现肾功能变化，避免危害母体及胎儿。

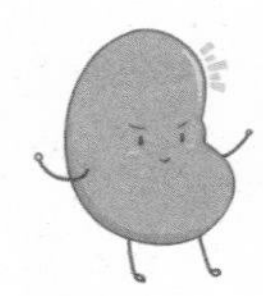

慢性肾脏病患者控制目标值

合并高血压的患者血压控制目标为：<130/80 mmHg。

□ 我已经做到　　□ 尚未做到，将努力做到

合并糖尿病的患者血糖控制目标为：糖化血红蛋白（HbA_{1C}）<7%。

□ 我已经做到　　□ 尚未做到，将努力做到

合并高尿酸血症的患者尿酸控制目标为：血尿酸 <360 微摩尔 / 升。

□ 我已经做到　　□ 尚未做到，将努力做到

合并痛风的患者尿酸控制目标为：血尿酸 <300 微摩尔 / 升。

□ 我已经做到　　□ 尚未做到，将努力做到

合并血脂异常的患者控制目标为：

· 总胆固醇 <5.2 毫摩尔 / 升。

· 三酰甘油 <1.70 毫摩尔 / 升。

· 高密度脂蛋白胆固醇（HDL）：男性 ≥ 1.42 毫摩尔 / 升；女性≥ 1.55 毫摩尔 / 升。

· 低密度脂蛋白胆固醇（LDL）<2.6 毫摩尔 / 升，部分患者需 <1.8 毫摩尔 / 升。

□ 我已经做到　　　　□ 尚未做到，将努力做到

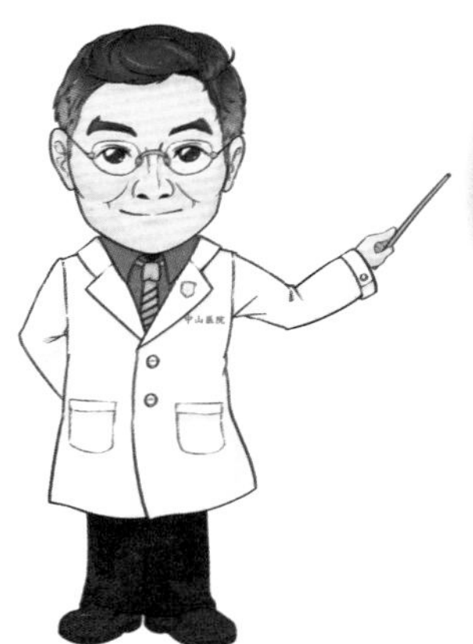

以上的目标值，您的达标率是多少呢？是否做好自我健康管理呢？

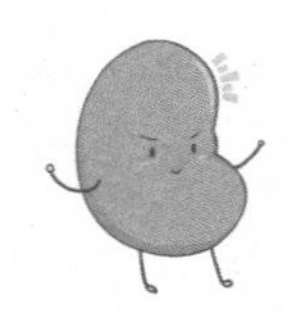

慢性肾脏病并发症的预防及处理

预防糖尿病肾病的重要性

- 糖尿病引起肾脏病变已成为终末期肾病的重要原因。
- 早期干预，早期治疗，能最大限度减少及推迟糖尿病肾病的发生及恶化。
- 2 型糖尿病确诊时即应检查微量白蛋白尿，以后每年必须检查 1 次。
- 积极控制糖化血红蛋白在 7% 以内，可以降低糖尿病肾病发生风险。
- 值得重视的是，糖尿病患者容易患有各种肾脏疾病，包括肾小球肾炎、药物性肾损伤、尿路感染等。因此，糖尿病患者若发现蛋白尿、血尿、肾功能损伤等，应到肾脏内科做仔细的检查，以便明确诊断。

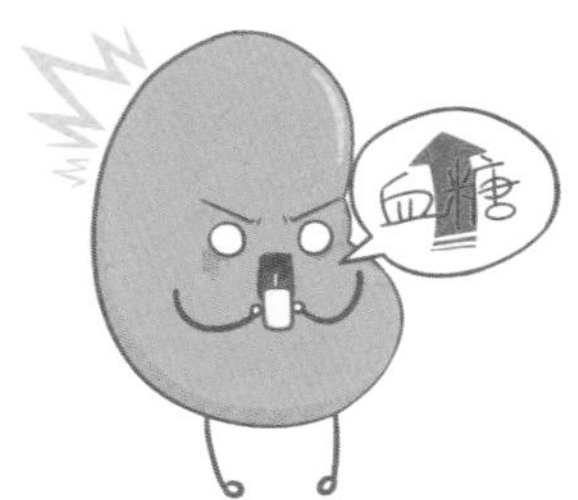

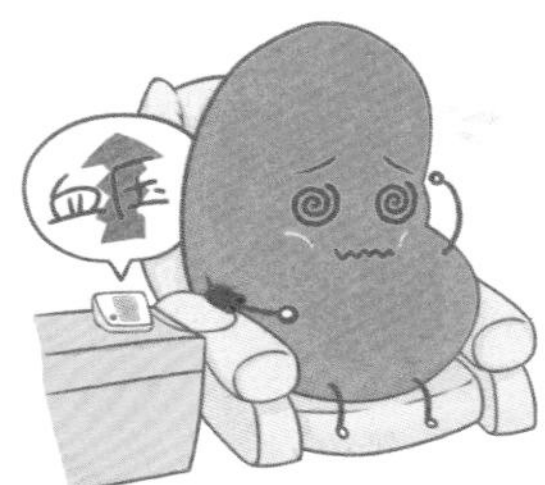

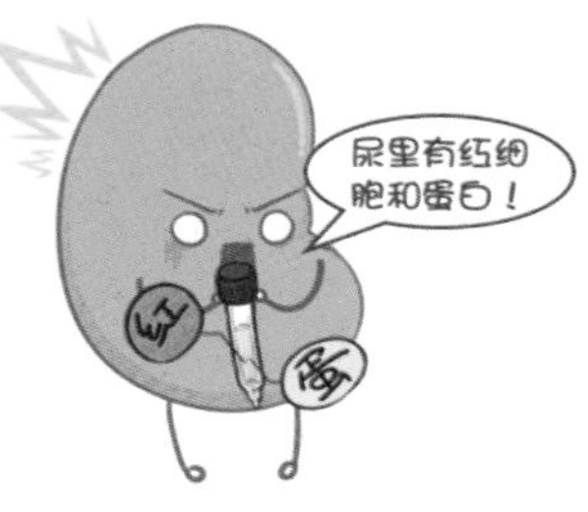

降压治疗在慢性肾脏病治疗中的地位

- 降压治疗的目的：延缓肾脏病进展，减少心血管疾病发生的风险。
- 血压目标值应小于 130/80 mmHg，以延缓肾脏病进展并降低心血管疾病的风险。
- 必须定期监测慢性肾脏病患者的血压。

预防心脑血管疾病发生的重要性

- 慢性肾脏病会增加并发心脑血管疾病的风险，包括高血压、冠心病、心功能衰竭、脑血管意外（中风）等。
- 慢性肾脏病相关的危险因素在促进心血管疾病发生中扮演着重要的角色。

- 心脑血管疾病是慢性肾脏病患者最主要的死亡危险因素。
- 在肾脏病早期干预治疗可降低危险因素水平，以达到更好的预后。

预防痛风发生的重要性

- 尿酸由食物中嘌呤降解产生，由肾脏经尿液排出。90%~95% 的高尿酸血症是由于肾脏排泄尿酸减少所致。
- 痛风是尿酸结晶沉积在关节软组织而引起的炎症反应性疾病。
- 血中的尿酸值越高，发生痛风的概率也就越高。
- 研究显示高尿酸血症可以导致高血压、心脑血管疾病和肾脏病的发生与病情恶化。
- 痛风的治疗有药物治疗和非药物治疗等。

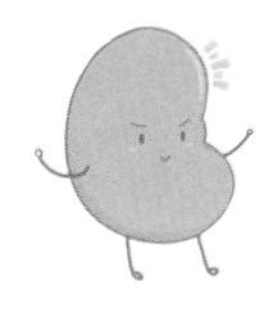

牢记肾脏病患者用药安全

几乎每一位需长期服药的患者都会疑问：每天服用动辄五六种以上的药物，长此以往会不会伤肝、伤胃、伤肾？会不会造成依赖性？其实大家会有这种顾虑主要是由于许多药物常被滥用而产生肾脏损害所致。

镇痛剂肾病

镇痛剂肾病是由于服用镇痛药物所致肾小管间质损害，常见引起肾病的镇痛剂有对乙酰氨基酚、布洛芬等非甾体抗炎药。非甾体抗炎药还广泛存在于感冒药、退热药，甚至混杂于中成药中，很多人平时常被用来缓解疼痛或治疗感冒。非甾体类药物容易造成消化道溃疡、穿孔等并发症是众所皆知的，然而这些药物的肾毒性却总是被忽略，长期服用的结果有可能会造成急性或慢性肾衰竭。因此，肾脏病患者服用非甾体类药物时，务必评估适应证，在医师指导的前提下，以短期使用为佳。

糖皮质激素是“神药”还是毒药

使用糖皮质激素（以下简称“激素”）有满月脸、水牛背、皮肤变薄、紫纹、四肢瘦小、腹部肥大、肌肉无力、骨质疏松、消化道溃疡、血压升高、血糖升高、易感染等副作用。然而治疗肾脏病最常用的药物还是激素，因此经常有患者在治疗过程中因害怕副作用而自行停药，反而触犯治疗的最大禁忌——突然停药。要避免激素的副作用有几个原则：① 起始剂量要足够；② 减量要规律；③ 定期随访，监测副作用是否发生。

合理使用中草药

中华民族使用中草药治病由来已久，也常常认为中草药为天然植物而忽略其肾毒性。中药成分马兜铃酸可导致患者肾脏在3~6个月内由正常到完全损坏而萎缩，甚至长期随访发现，将近有半数患者会并发恶性肿瘤。因此目前全面禁用含马兜铃酸成分的中药材及其制剂包括：马兜铃、青木香、天仙藤、广防己、关木通、细辛、威灵仙等。

部分中草药本身无肾毒性，但经加工后可能有肾毒性。因此呼吁广大群众请勿相信偏方、秘方或是来路不明的药物。治疗疾病的药物都要经过医生处方且严格遵医嘱使用。

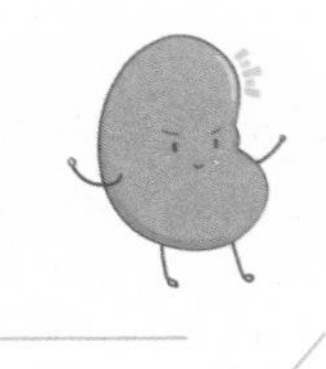

“谨肾”用药小叮咛

某些药物在肾脏病患者使用时，应依据肾小球滤过率情况调整用量。

谨慎使用肾毒性药物，如需使用则应调整剂量及随访肾功能变化。肾脏病患者需小心使用以下药物。

- 止痛药和退热药—→例如：非甾体消炎药（NSAID）。
- 抗生素—→例如：氨基糖苷类（aminoglycoside）。
- 口服降血糖药物—→例如：双胍类（metformin）。在肾功能明显减退时会出现药物不能排出体外而在体内蓄积，造成毒性。

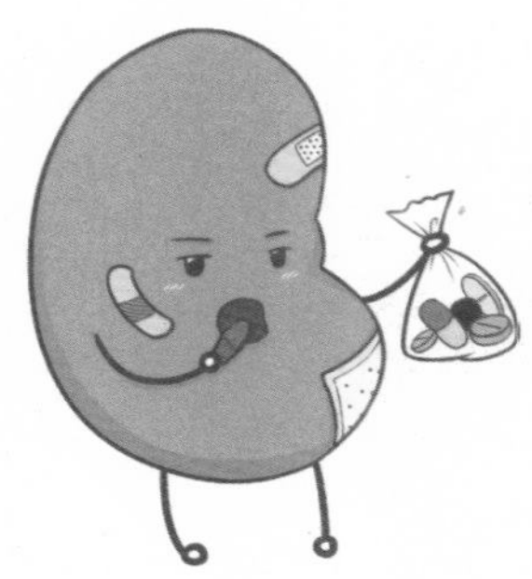

- 影像检查（例如：计算机断层扫描）所使用的含碘造影剂。
- 来路不明的中草药，尤其含马兜铃酸或含铅、汞等重金属药物。
- 其他——例如：肌肉松弛剂。

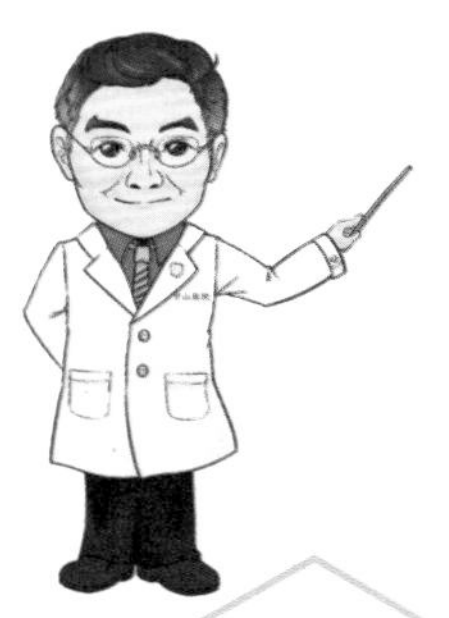

对于夸大不实的药品广告或来路不明的药品，一定要坚守“五不原则”。

不听非主治医生推荐的药
不信偏方或秘方
不买地摊、网络视频上销售的药
不吃来路不明、别人赠送的药
不要推荐药给他人

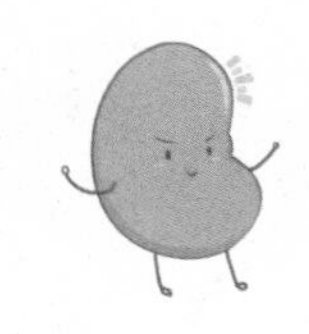

平时多谨“肾”，健康有保证——肾脏保健问与答

解小便时泡沫尿，一定就是肾脏不好吗？

不一定。尿中有高浓度的蛋白质（俗称蛋白尿）会产生泡沫尿，但是泡沫尿不一定是尿中有蛋白质。所以泡沫尿可以是肾脏病的初步征象，但也有可能是其他原因引起的，需进一步详细检查。

血压控制正常了，是不是不需要再吃降血压药了，以免伤了肾？

理想的血压应维持在平稳水平，高低起伏的血压会加速破坏肾脏和全身的血管，甚至引起血肌酐快速升高和严重、致死性心脑血管并发症。所以不建议擅自或随意停用降血压药，一定要由医师决定是否可以停药或减药。

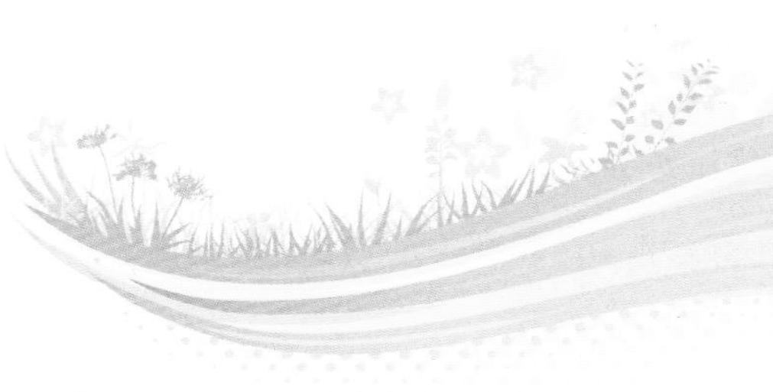

我有肾脏病是不是代表我会肾亏?

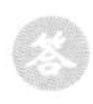

“肾亏”通常有两个含义，一是体质较虚、怕冷、易疲劳、腰酸等，这些情况可能由肾脏病造成；二是性功能下降。肾功能正常情况下，并不会造成性功能失调；但若进入肾衰竭或尿毒症阶段，部分患者有可能会因性激素分

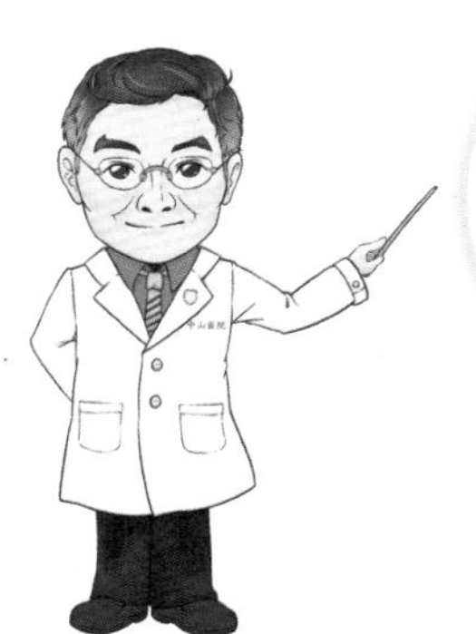

早期肾脏病一般不会引起性功能下降。

泌异常、使用高血压药物、压力或忧郁等种种因素，致使性功能障碍。所以慢性肾脏病绝不等同肾亏。“肾脏病”指肾脏组织或功能受损，而中医讲的“肾亏”部分是指性功能障碍，两者并不完全等同。

肾脏病患者未来一定要接受透析治疗吗？

不一定。不是每位肾脏病患者都会进入透析（洗肾）治疗，因为引起肾脏病的原因与类型不同。是否接受正规的治疗（不听信偏方、秘方），目前病程是否已经进入中、重度肾功能减退等，都是决定未来是否进入透析（洗肾）治疗的因素。

定期、正规的治疗可有效保护肾功能，推迟进入透析治疗的时间，甚至避免以后发展为需要透析治疗的严重阶段。

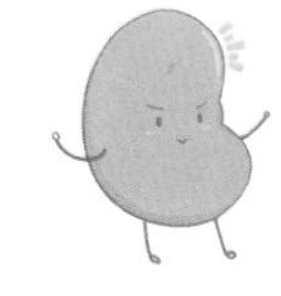

认识肾衰竭的治疗方式

什么是肾脏替代疗法

◎ 引言

当肾脏功能下降到健康人的1/6［肾小球滤过率eGFR<15毫升/(分钟·1.73米^2)］时，称为终末期肾病（慢性肾衰竭），此时血液中尿毒症相关指标不断攀升，利用药物及饮食控制通常无法有效控制病情，需要选择一种适合的肾脏替代疗法来替代肾脏的功能，以维持正常的生理状态。选择适当的治疗方式可延长寿命，并获得较高的生活质量。但患者在选择治疗方式时，对于未知的治疗方式难免产生各种疑问，因此针对肾衰竭患者的治疗方式做一些介绍，并结合患者的并发症和生活现状，推荐合适的肾脏替代治疗方式。

终末期肾病替代疗法包括血液透析、腹膜透析、肾脏移植三种方式。

血液透析与腹膜透析

- 透析：俗称“洗肾”，主要包括血液透析和腹膜透析。
- 虽然是两种不同的透析方式，但都是使用半透膜来滤出血中的废物和毒素。血液透析或腹膜透析的存活率究竟哪个更高，目前仍未定论，透析方式的选择主要依据患者的生活现状、家庭支持程度及合并的其他疾病而定。近年来，随着透析技术与治疗技术的进步，不但长期透析者存活率更高，更重要的是生活质量也得到提高，相当一部分患者可以回到工作岗位。

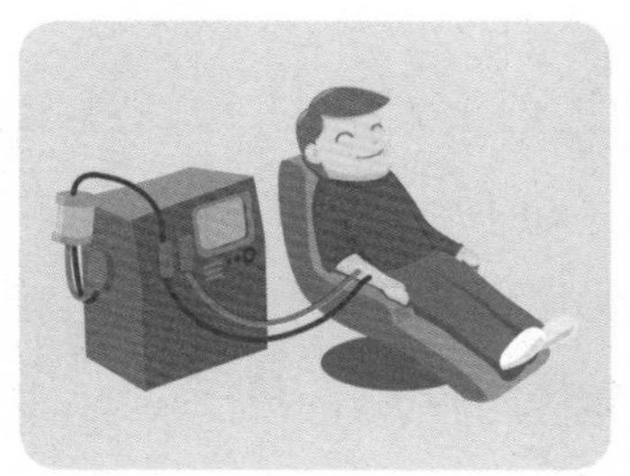

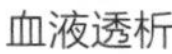

血液透析

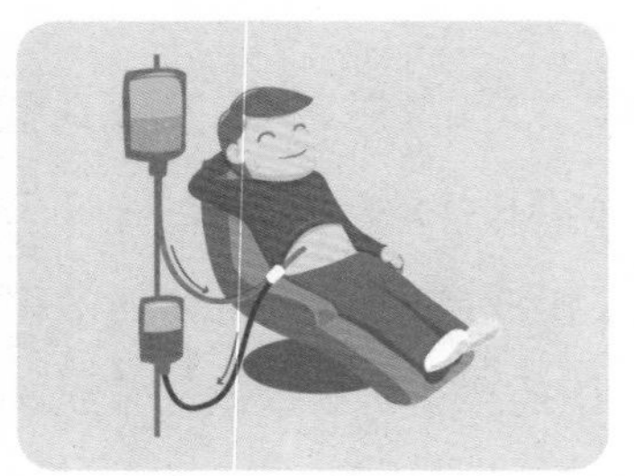

腹膜透析

◎ 血液透析与腹膜透析优缺点比较

透析比较	血液透析	腹膜透析
透析通路	动静脉内瘘或静脉导管	腹膜透析导管
方法	扎两针，体外透析	免扎针，体内透析
时间	每周 3 次，每次 4 小时	每天 3~5 次换液，每次约 30 分钟
场所	医院或家中	家中或任何适合换液场所

（续表）

透析比较	血液透析	腹膜透析
操作者	医护人员	自己或陪护者
时间	依照医院安排，固定时间	依自己作息，可弹性调整
水分与毒素的清除，血液生化指标的变动情况	快速，但血液中生化值波动明显	缓慢，血液中生化值的变动平稳
血压	因 2 天透析 1 次，透析前后血压变化大	持续缓慢脱水，血压平稳
饮食	限钾、磷、盐分和水分，高蛋白质饮食（1.0~1.2 克 / 千克），不限糖分（糖尿病除外）	限制较不严格，鼓励较高蛋白质饮食（1.2~1.5 克 / 千克）
透析时可能产生的症状	快速清除毒素及水分，透析后可能出现失衡症状（恶心、呕吐、痉挛、头痛、高 / 低血压）	平稳清除毒素及水分，透析过程中一般不会有不适感
感染可能性	可发生血液感染	血液感染机会少，但有腹腔感染的可能性
生活质量	时间安排配合医院透析时间表	可自行调整换液时间
残余肾功能	残余肾功能丧失快	残余肾功能丧失慢

血液透析和腹膜透析的医保支付一样。因为透析治疗是一种长期治疗方式，不同的透析治疗模式将会影响个人生活状态、生活自理能力及家人朋友支持状态等。随着医疗技术进步，终末期肾病患者维持透析达到 10 年或 20 年以上者越来越多。“洗”得健康且长寿，充分透析是必需

的，若联合控制水分、调整饮食、正确服药、适当运动，加上一颗积极和有生活目标的心，会是个完美组合。因此当您在选择哪种透析技术时，应先了解其治疗方式，再与家人仔细商量讨论。

肾脏移植

即俗称的“换肾”。原来的肾脏不需要摘除，是以外科手术将捐赠者的健康肾脏植入患者腹部，来代替原有损坏肾脏的功能。但“换肾”和机器换零件不一样。人体会对外来移植的肾脏进行攻击，医学上称为“排异反应”。手术后要接受抗排异反应药物治疗，即激素和免疫抑制剂，后者可引起一系列毒副作用。

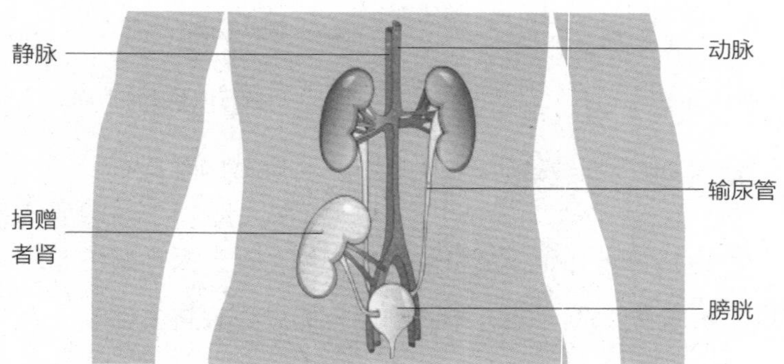

◎ 优点

成功的肾移植可较为全面地恢复肾功能。

◎ 缺点

- 终身服用抗排异药物，但随着移植时间越长，剂量会随之减少。
- 服用抗排异药物主要存在以下并发症：感染、高血压、糖尿病、高脂血症、肿瘤、骨质疏松等。
- 移植肾脏因排异反应、药物因素、感染等并发症导致功能下降，丧失作用。

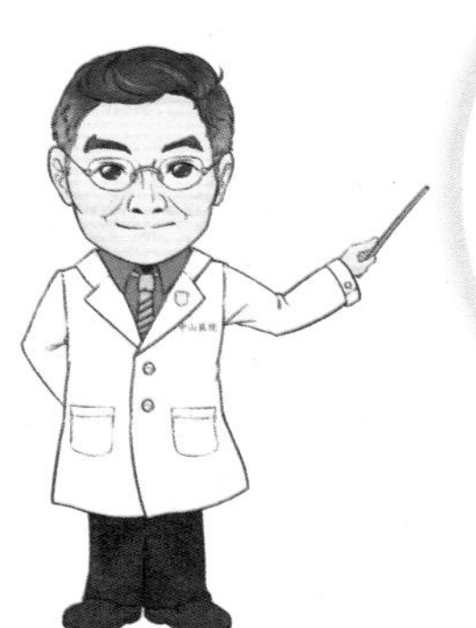

当您对治疗有疑问时，不要忘记您有医护团队可以咨询，还有您的家人及朋友。以积极乐观的心态面对“透析”问题。

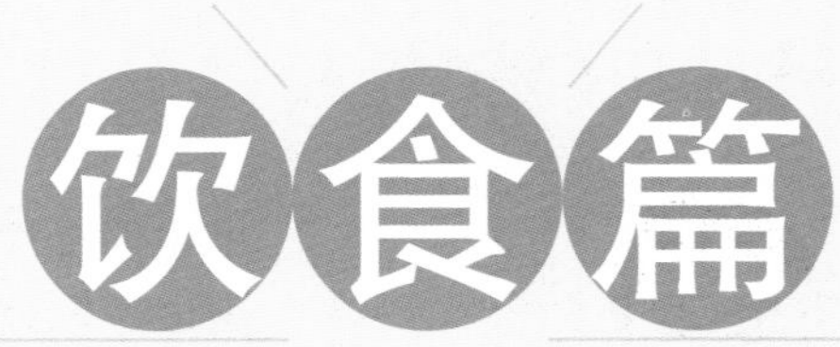

饮食篇

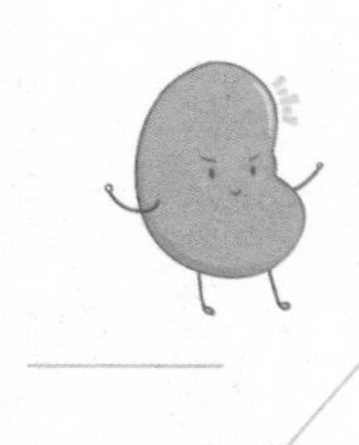

早中期肾脏病饮食原则

慢性肾脏病 CKD（1~3a 期）饮食调节

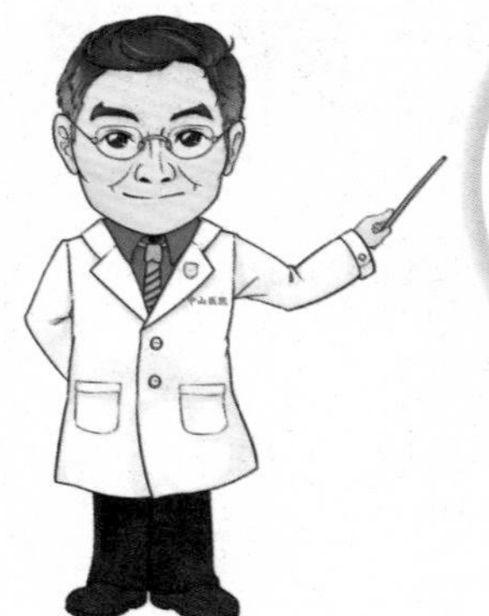

早中期慢性肾脏病患者饮食应适量减少蛋白质摄取，以延缓肾功能恶化。

了解早中期慢性肾脏病饮食原则

有助于维持正常的营养状态，将血压、血糖、血尿酸及血脂控制在靶目标内。在此期间，需要减少蛋白质食物的摄取，以延缓病情进展。

早中期肾脏病饮食调养

饮食要均衡、适量，含蛋白质食物的摄取须适当减少。

¤ 蛋白质摄取量为每天每千克体重 0.8 克。

¤ 鱼肉豆蛋类每天约 4 份。

¤ 蛋白质来源，以奶类、瘦肉类、鱼类及黄豆制品较佳。

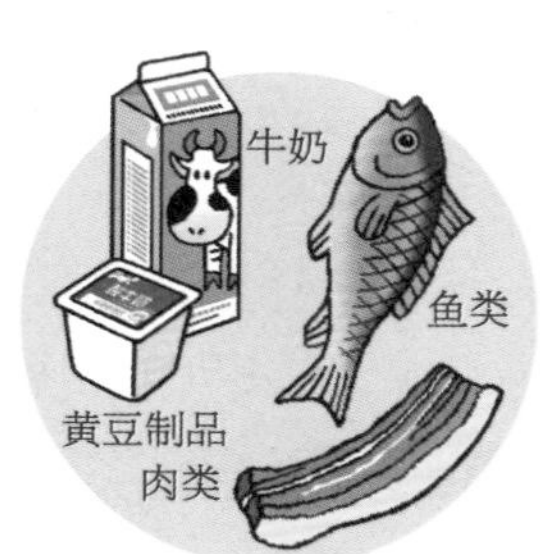

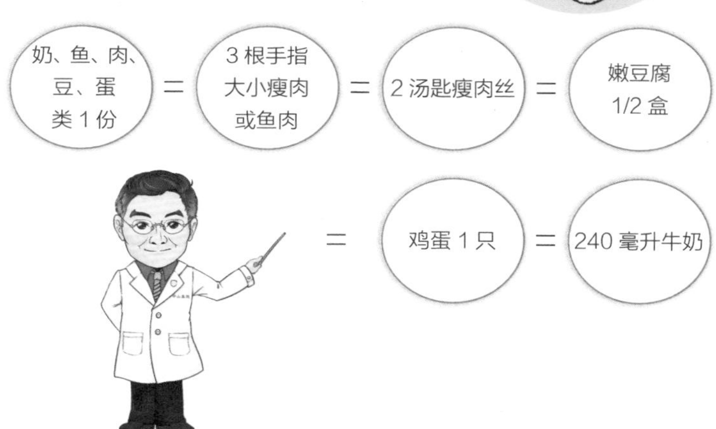

早中期肾脏病饮食设计原则

◎ 热量及含蛋白质的食物分量设计

	1 500~1 700 千卡 / 天	1 800~2 000 千卡 / 天
低脂奶类	1 份	1 份
豆鱼肉蛋类	3 份	4 份

¤ 热量需求估算：

理想体重 ×（30~35）千卡 /（千克 · 天）。

理想体重 =22 × 身高（米）× 身高（米）。

¤ 不食用奶制品者，可以一份鱼肉豆蛋类代替。

◎ 含蛋白质食物分量举例

1 500~1 700 千卡 / 天＝

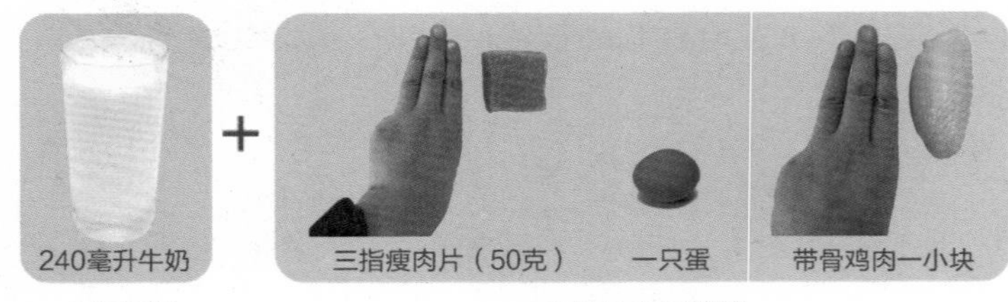

1份奶类　　3份鱼肉豆蛋类

1 800~2 000 千卡 / 天＝

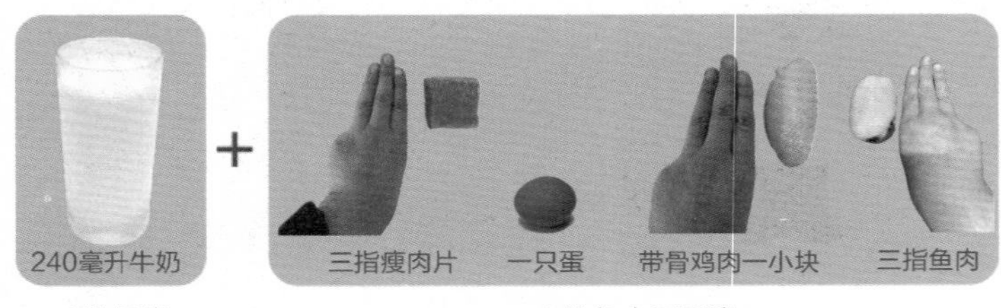

1份奶类　　4份鱼肉豆蛋类

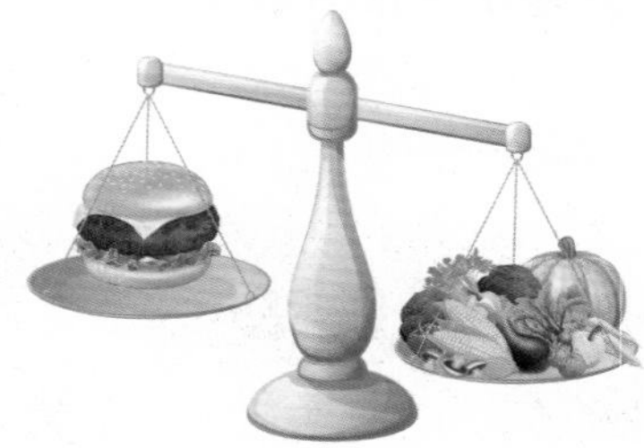

慢性肾脏病早中期外出就餐怎么吃

举例 1：自助餐怎么吃?
米饭或五谷根茎类 + 1 道肉类或黄豆制品 + 1 道荤素混合菜 + 2 道蔬菜。

- 以米饭或五谷根茎类为主，勿以汤汁拌饭。
- 避免肥肉、鸡皮、鸭皮、鱼皮等，应去皮后再吃。
- 适量蔬菜可增加饱腹感，可尽量沥干汤汁，或以白开水、清汤洗过后再吃。含粗纤维多的蔬菜可更好地增加饱胀感。
- 以清汤代替浓汤。
- 不宜选用高盐食物：腌制类食品、火腿、香肠等。

举例 2：到饭店怎么吃?
面食类 + 1 道黄豆制品或肉类 + 1~2 道蔬菜。

- 拌面盐及油较高，建议以汤面为主。选择汤面时，少喝汤，可减少盐分摄取。
- 要有适当含蛋白质食物（如豆腐、豆干、蛋类等）。
- 不在面中加肉糜，因为肉糜中肥肉比例偏多。
- 搭配适量蔬菜，因为蔬菜中的纤维素可增加饱腹感。
- 避免额外添加酱、醋或酱油等调料。

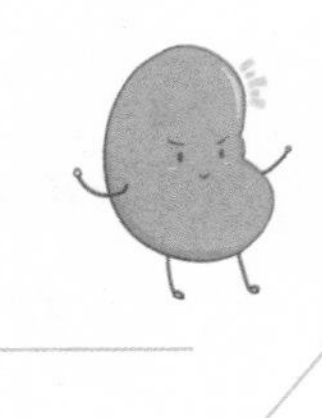

中晚期肾脏病饮食原则

慢性肾脏病中晚期（3b~5 期）饮食调养

中晚期慢性肾脏病饮食重点

低蛋白质饮食可延缓肾功能恶化，摄取足够热量以维持营养状态。

中晚期肾脏病饮食调节

- 严格限制蛋白质的摄入，但因患者在此期间经常出现各种并发症，如：贫血、高血压、水肿、心血管疾病、血糖控制不佳或电解质紊乱。饮食原则须考虑各种情况，建议定期咨询主治医师，才能正确地调整饮食。
- 补充足够的低蛋白质食物。减少蛋白质摄取时，容易导致热量摄取不足，造成营养不良而加速肾功能恶化。因此使用低蛋白质饮食的患者，需由下列蛋白质含量极低的食物提供足够的热量，才能有良好的营养状态。

低氮淀粉类	米粉、粉皮、藕粉、太白粉、玉米粉、木薯粉、西米，每天需补充 1~2 碗才足够。或食用低蛋白质大米（麦淀粉大米或面粉）。
糖类	砂糖、果糖、冰糖、蜂蜜、糖果等。可将这些糖加入上述的低氮淀粉中食用，以增加热量。但血糖控制不佳时，使用糖类须咨询相关医护人员，如麦芽糖、麦芽糊精等，可加入每天的水中饮用以增加热量摄取。
油脂类	食物要使用足够的油烹调才能提供足够的热量，可以选择市面上的植物油或调和油。

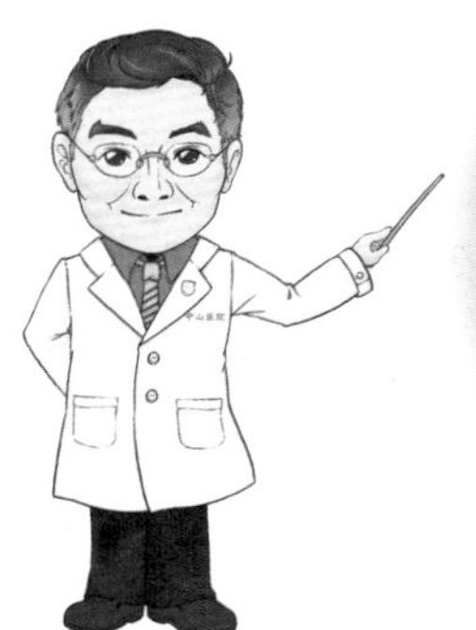

如果患者无法从上述食物补足所需要的热量，则需要请教主治医师，选择适合慢性肾脏病患者补充热量的营养品，以避免因热量不足导致营养不良。

¤ 采用低蛋白质饮食注意事项：

- 慢性肾脏病中晚期患者若摄取过多的蛋白质，会增加肾脏负担而影响肾功能，因此需减少蛋白质摄取，并依体重与病情选择优质蛋白质含量高的食物。
- 优质蛋白质食物包括：鱼、肉、蛋、黄豆或黑豆制品。每人每天需要摄取的蛋白质量可因每个人的体重与肾功能丧失程度不同而有所差异，所以一定要遵照医师建议的饮食量食用。
- 每天不超过 2~4 份蛋豆鱼肉类（指所有的牛、猪、鱼、蛋、黄豆制品等总量）。
- 奶和海鲜类食物含磷量较高，肾脏病中晚期患者要控制食用量。
- 肾脏病患者可适当多选择米饭，少吃面条、面包等面食，因为米饭中蛋白质与磷的含量皆比面食低。

慢性肾脏病中晚期饮食热量及食物分量举例

热量	1 500~1 700 千卡 / 天	1 800~2 000 千卡 / 天
热量概算体重范围	以 50~55 千克体重估算	以 60~65 千克体重估算
主食类	2 碗	2.5~3 碗
豆鱼肉类	3 份	4 份
低氮淀粉类	1~2 碗	1~2 碗

热量需求估算：

理想体重 ×（30~35）千卡 /（千克 · 天）[理想体重 = 22× 身高（米）× 身高（米）]。

1 500 ~ 1 700 千卡 / 天=

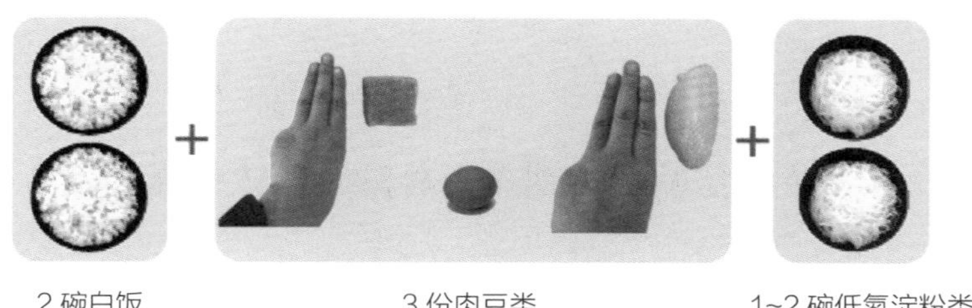

2 碗白饭　　3 份肉豆类　　1~2 碗低氮淀粉类

摄取足够维生素及适量矿物质

- 蔬菜以 3 份（不超过 4 份），水果以 2 份（不超过 3 份），可获得适量的维生素及矿物质。
- 某些蔬菜类属于低生物价蛋白质（身体利用性较差的蛋白质食物）含量高，须适量限制，如：菇类（香菇、鲍鱼菇、金针菇等）、芽菜类（黄豆芽等）、豆荚类（菜豆、四季豆、豌豆荚等）。
- 血钾过高时，水果摄取可能需要减量，并选择低钾水果。

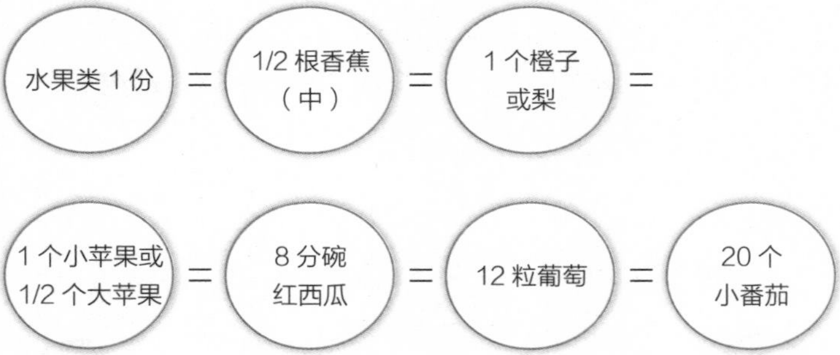

水果类 1 份 = 1/2 根香蕉（中）= 1 个橙子或梨 = 1 个小苹果或 1/2 个大苹果 = 8 分碗红西瓜 = 12 粒葡萄 = 20 个小番茄

慢性肾脏病中晚期血磷异常时的饮食原则

◎ 少吃高磷的食物

慢性肾脏病患者若限制蛋白质摄取，通常磷的摄取也会有适当的控制。

类别	100 克食物中磷含量	食物
高磷	>300 毫克	花生、松子、栗子、核桃、西瓜子、南瓜子、腰果、芝麻酱、紫菜、口蘑、海鱼、虾、虾皮、鲮鱼罐头、黄豆、黑豆、绿豆、奶粉、奶片、腐竹、黑米、高粱米、青稞等
中磷	10~300 毫克	牛肉、鸡蛋、河螃蟹、海带、稻米、小米、精面、油豆腐、豆腐干、蔬菜（冬瓜、茄子、番茄、大头菜）等
低磷	<10 毫克	粉皮、粉条、水发海参、芋头、西瓜、柑橘、淀粉、冰糖、植物油、苹果、萝卜、白兰瓜等

粗略计算一天的磷摄取量	
奶类	240 毫升 =240 毫克
豆浆	240 毫升 =80 毫克
红肉内脏类	50 克肉 =100 毫克
白肉	50 克肉 =20 毫克
蛋	1 颗蛋 =50 毫克
胚芽米饭	1 碗胚芽饭 =100 毫克
白饭	1 碗饭 =80 毫克
蔬菜	1 碗菜 =30 毫克

◎ 配合使用磷结合剂

在慢性肾脏病中晚期，肾脏对磷的排泄能力降低，仅靠饮食限制已无法维持血磷正常时，需要合并磷结合剂使用。磷结合剂与食物一起服用时，可减少食物磷的吸收，维持正常血磷。

◎ 血磷偏低

可能与营养不良或治疗有关，应咨询主治医师。

慢性肾脏病中晚期血钾异常的饮食原则

慢性肾脏病患者通常在尿液量减少和血肌酐明显升高时，较易发生高钾血症。在肾脏病的进程中，若发生血钾过高时，需根据主治医师的建议，限制饮食中钾的摄取。

◎ 当高钾血症时可采用以下饮食方式降低钾的摄取

1. **少喝汤：**不论菜汤还是肉汤都含有大量的钾，切勿食用浓汤及使用肉汁拌饭。
2. **适量食用水果：**一天不超过 250 克，约 6 个乒乓球大小。避免食用高钾水果，如香瓜、哈密瓜、桃子、番茄、猕猴桃、草莓、香蕉、橙子等。
3. **水果禁忌：**避免食用杨桃，因其中含有对肾脏病患者未明的神经毒素，很多患者食用后会发生严重打嗝。
4. **蔬菜：**蔬菜用开水烫过捞起，再以油炒或油拌。避免食用菜汤、高汤、生菜。
5. **饮料：**避免饮用咖啡、鸡精、人参精及运动饮料等。白开水是最好的选择。
6. **调味品：**勿使用以钾代替钠的低钠盐、健康美味盐及无盐酱油。
7. **其他：**坚果类、巧克力、梅子汁、番茄酱、干燥水果干及药膳汤等钾含量均高，需注意食用量。

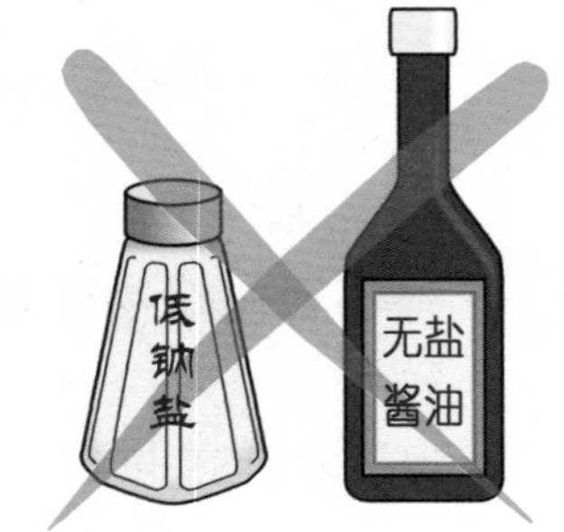

◎ 常见高钾及低钾食物

主要高钾食物（含钾量 >250 毫克 /100 克）	
几乎所有干果	果脯、杏干、无花果、葡萄干、枣干、榛子、松子、核桃、花生、瓜子、腰果、开心果、黑芝麻等
豆类及制品	大豆、蚕豆、芸豆、绿豆、黑豆、赤小豆、绿豆、豌豆、麸皮、腐竹等
菌类	银耳（干）、蘑菇、口蘑、茶树菇（干）、木耳（干）等
腌制食品	腌肉、酱菜
海产品	紫菜、海带、虾米、干贝等
蔬菜	扁豆、竹笋、冬笋、油菜、菠菜、荠菜、辣椒、大葱、百合、荸荠等
水果	香蕉、桃、榴莲、椰子、番石榴、橘子、哈密瓜等
谷薯类	番薯、马铃薯、木薯、芋艿、小米（黄）、荞麦、青稞等
加工食品和饮料类	生抽、老抽、陈醋、番茄酱、芝麻酱、啤酒、水果汁、绿茶、咖啡粉、花茶、红茶、咖喱粉等
低钾食物（含钾量 <100 毫克 /100 克）	
油脂类	花生油、玉米油等
淀粉类	团粉、粉丝、粉条、粉皮、小米、稻米、藕粉等
蔬菜	西兰花、黄瓜、木瓜、小西胡瓜、节瓜、绿豆芽、葫子、佛手瓜、冬瓜、白萝卜缨等
水果	芦柑、鸭梨、白兰瓜等

◎ "降钾"技巧

¤ 先切后洗。

¤ 先将绿叶蔬菜浸于大量清水中半小时以上，然后倒掉水，再放入大量开水中灼热。

- 至于含高钾的根茎类蔬菜如马铃薯等，先去皮，切成薄片，浸水后再煮。
- 推荐多吃瓜菜（如冬瓜、丝瓜等），所含的钾质比绿叶菜低。
- 用蔬菜煮成的汤均含钾，避免“汤泡饭”。
- 市面上出售的代盐及无盐酱油含钾量比普通食盐高，不宜食用。

慢性肾脏病中晚期限制水分原则

慢性肾脏病患者若有严重水肿，医师指示需要限制水分摄取时，每天水分需以前一天的尿量再加上 500 毫升的水分来估计，或以不发生水肿为原则（每天体重变化不超过 0.5 千克）。

- 避免食用汤汁，如：严格限水时，避免食用汤汁、饮料。
- 尽量以固体食物取代流质食物，如：干饭比粥合适。
- 滋润口腔技巧，如：可以以漱口方式或含小冰块、清凉口香糖、柠檬片解渴。
- 把每天所要摄取的水分装于瓶中，能有效控制水分摄入。

慢性肾脏病中晚期外出就餐技巧

举例 1：自助餐怎么吃?
白米饭 +1 道肉类或黄豆制品 +1 道蔬菜。

- 避免粗粮饭，以白米饭为佳，勿以菜汤或肉汤拌饭。
- 选择适量去皮的鱼肉、瘦肉或豆腐（干）。
- 适量蔬菜可增加饱食感，血钾过高的患者夹菜时尽可能沥干汤汁再吃，如用扁盆盛菜时，可将盆斜放，让汤汁沥干，吃上面的菜。

举例 2：到饭店怎么吃?
低氮淀粉类 +1 道豆制品或肉类 +1 道蔬菜。

- 条件许可时尽量在固定的饭店吃饭，以利厨师配合（如：避免太咸，可事先请厨师减少盐的用量）。
- 选 1 份豆腐、豆干或去蛋黄的卤蛋（蛋白的胆固醇及磷含量较低）。
- 搭配适量蔬菜。
- 避免额外添加酱、醋、酱油等调料。
- 增加热量摄取的方式：参考以下建议。
  - 可将糖加入开水、拌入食物中或沾着水果等食用。
  - 饭后可食用西米露甜汤或芋圆甜汤等甜品，并以果糖或白糖为汤底。
- 低氮淀粉类食物可参见第 99 页内容。

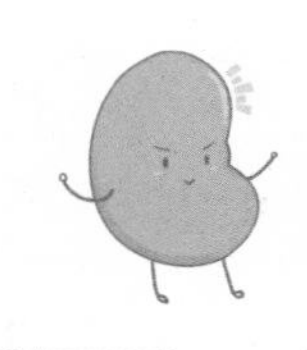

糖尿病肾病饮食原则

无伴发肾功能异常

了解糖尿病饮食原则有助于血糖、血脂、血压控制

糖尿病患者饮食要点

- 糖尿病常合并高血压、高尿酸血症或脂代谢异常，糖尿病饮食内容与健康饮食相同，即均衡摄取适量、新鲜、健康的六大类食物。
- 六大类食物中含糖量较高者（如：主食、水果及奶类），较易引起血糖升高，故此三类食物宜每天定量摄取（参见健康饮食金字塔），有助于血糖的控制，以下为奶类、五谷根茎类分量转换。

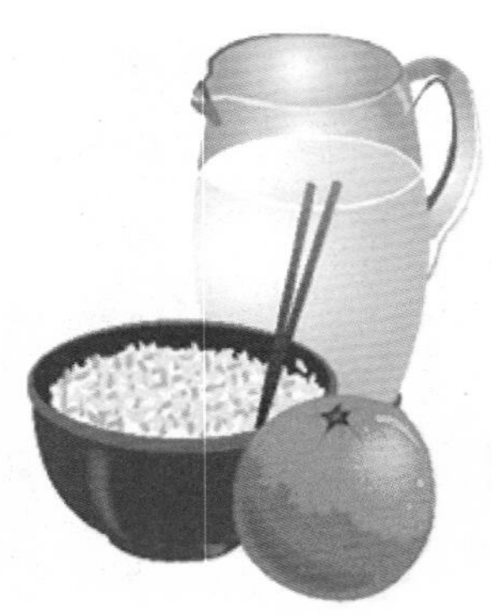

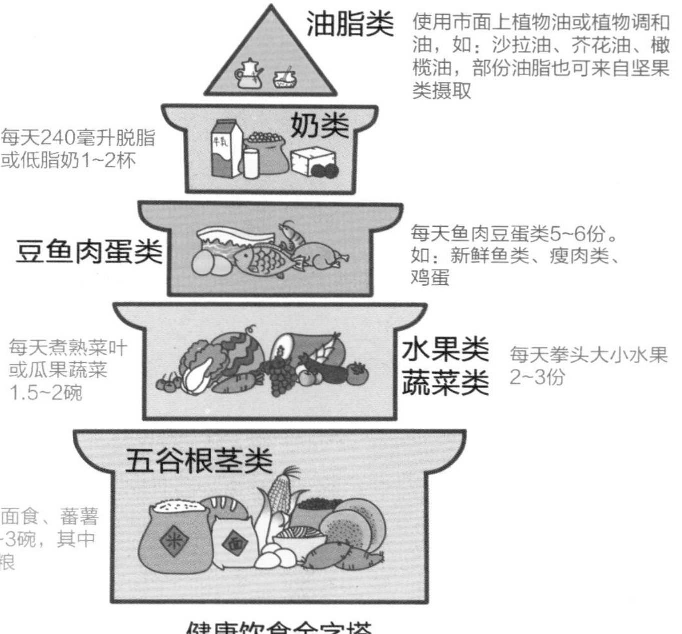

健康饮食金字塔

- 1 杯 240 毫升脱脂或低脂鲜奶 =2 片吐司。
- 1 碗主食类的等量代换。

一碗米饭 = 两碗面食或两碗粥 = 2 片吐司或 1 个馒头 = 12 汤匙燕麦片

¤ 有糖尿病，但没有肾脏病变时，含蛋白质食物或豆蛋（如：鱼肉豆蛋类、奶类）与健康人摄取量相同（每天 1.0~1.5 克 / 千克；占能量的 15%~20%）。每天摄取鱼肉豆蛋类 5~6 份，有助于维持正常的营养状态。

¤ 降低油脂摄取量且选用健康油脂，可帮助控制血脂。

- 烹调时多选用不饱和脂肪较高的油脂，如：大豆色拉油、橄榄油、葵花油、玉米油、红花籽油等。
- 减少摄取饱和脂肪与反式脂肪高的食物，如肥肉、肉皮、油炸食物、油酥糕饼、猪油、酥油、全脂奶、奶油、椰子棕榈油等。

¤ 糖尿病患者合并高血压或脂代谢异常患者，口味宜清淡。

要特别叮嘱有高血压、心血管疾病、血糖控制不佳以及肾功能减退的患者不要摄入过量的盐，限盐有助于降低并发症的发生风险。

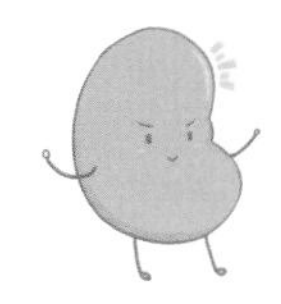

小厨师妙招：适当减盐

- 使用天然食材烹调美味的菜肴，盐分摄取通常不易超量。
- 烹调时，可多用天然辛香料（葱、姜蒜、醋、酒、柠檬汁）取代一般高盐的调料（如：豆瓣酱、辣椒酱、沙茶酱、酱油等）。
- 腌制加工类食物盐分相当高，不宜经常食用。

- 不可完全不使用食盐。
- 低钠盐使用须经主治医师建议，因为低钠盐含钾量很高。
- 食物包装上营养标示的钠含量，可作为选购食物的参考。

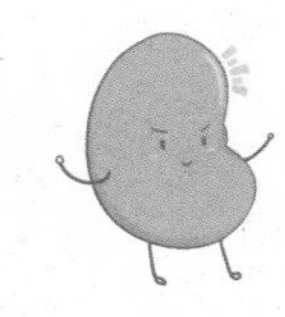

小厨师妙招：清淡饮食

- 尽量减少在外就餐。
- 食材选择上以新鲜食材为主，养成清淡饮食的习惯。
- 不额外添加餐桌上的调味料，如：盐、辣椒酱等。
- 避免食用含盐分高的食物。
- 在外就餐时，可用温水冲掉食物上多余的盐分。尽量少食用餐厅提供的汤。

健康资源篇

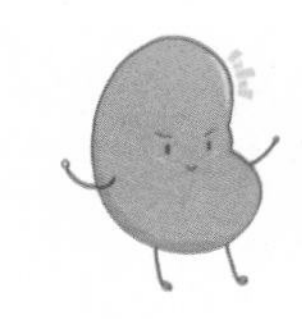

居家血压自我监测与管理

如何测量血压

◎ 量血压前的准备工作

- 测量前先休息 5 分钟，将手臂上的衣物脱下。
- 血压计、手臂与心脏等高，掌心向上。
- 在淋浴、饮酒、运动和饭后半小时内不要测量。

◎ 电子血压计操作方法

- 打开电子血压计开关。
- 固定压脉带于肘关节（腕关节）上两指高度的地方，并留下 1~2 根手指能进出的空隙。
- 按下加压开关，仪器开始测量血压。
- 测量结束后记录血压值。

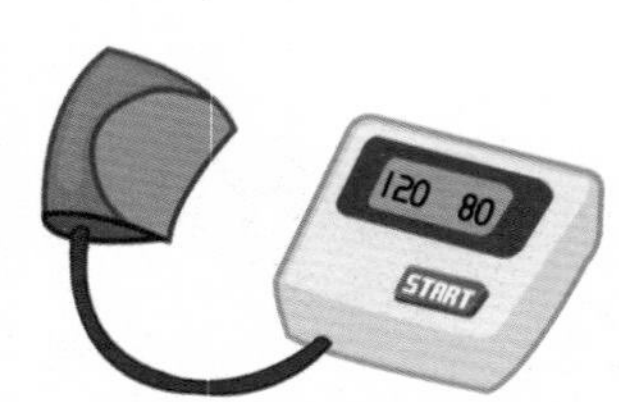

健康小工具（血压计）

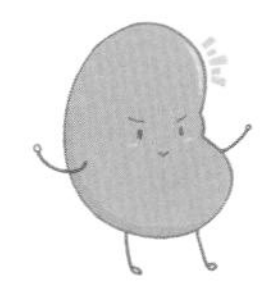

肾友家属联络单

亲爱的肾友家属：

目前您的家人在本院肾脏内科诊疗中，因某些因素您无法陪同患者前来就诊，或是您未能直接与医护人员碰面，我们希望能通过联络单来增进医护人员与您之间的沟通，以下是联络单使用方法。请于“家属留言区”写下您想了解的事项，例如：患者平日饮食、服药情况，或想要了解患者疾病的进展与应注意的事项等，可在表单内填写或电话联系想与健康宣讲师或主治医师预约诊疗的时间，我们会尽可能安排并联络您，并于联络单给您答复。

年　月　日

家属留言　签名：

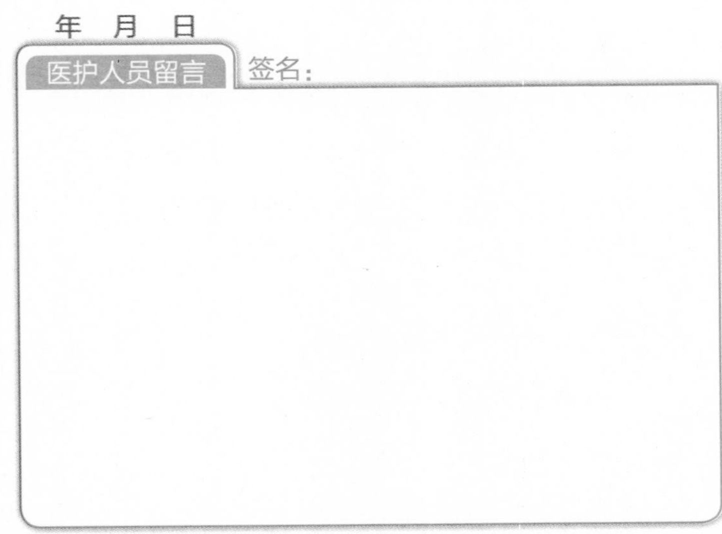

年　月　日

家属留言　签名：

年　月　日

医护人员留言　签名：

年 月 日

家属留言 签名：

年 月 日

年 月 日

家属留言 签名：

年 月 日

医护人员留言 签名：

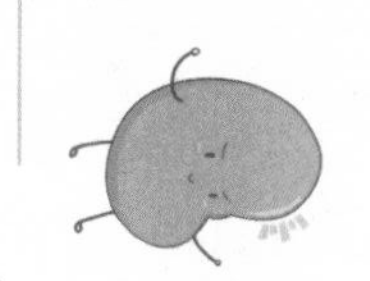

终末期肾脏病治疗模式健康宣教记录

（患者留存联）

患者姓名：________ 身份证号：________________

宣教日期：________年________月________日

宣教对象：□ 患者 □ 家属

陪同家属：□ 配偶 □ 子女 □ 兄弟姐妹 □ 家长 □ 其他：________

宣教内容（确实执行项目请打钩）：

腹膜透析	血液透析	肾脏移植
□ 透析通路和原理	□ 透析通路和原理	□ 移植的术前评估
□ 透析场所时间 / 操作者	□ 透析场所时间 / 操作者	□ 移植的优点和缺点
□ 透析可能产生的症状	□ 透析可能产生的症状	□ 移植的并发症
□ 适应证及禁忌证	□ 适应证及禁忌证	□ 适应证及禁忌证
□ 饮食 / 血压 / 贫血控制	□ 饮食 / 血压 / 贫血控制	□ 移植后抗排异药物和门诊追踪简介
□ 其他（居家护理、社会福利）	□ 其他（居家护理、社会福利）	□ 其他（居家护理、社会福利）

其他宣教内容：________________

患者或家属签名：________ 宣教者签名：________

（医院留存联）

患者姓名：________________ 身份证号：________________________________

宣教日期：________________年____________月____________日

宣教对象：☐ 患者 ☐ 家属

陪同家属：☐ 配偶 ☐ 子女 ☐ 兄弟姐妹 ☐ 家长 ☐ 其他：______________

宣教内容（确实执行项目请打钩）：

腹膜透析	血液透析	肾脏移植
☐ 透析通路和原理	☐ 透析通路和原理	☐ 移植的术前评估
☐ 透析场所时间／操作者	☐ 透析场所时间／操作者	☐ 移植的优点和缺点
☐ 透析可能产生的症状	☐ 透析可能产生的症状	☐ 移植的并发症
☐ 适应证及禁忌证	☐ 适应证及禁忌证	☐ 适应证及禁忌证
☐ 饮食／血压／贫血控制	☐ 饮食／血压／贫血控制	☐ 移植后抗排异药物和门诊追踪简介
☐ 其他（居家护理、社会福利）	☐ 其他（居家护理、社会福利）	☐ 其他（居家护理、社会福利）

其他宣教内容：____

患者或家属签名：________________ 宣教者签名：________________

（患者留存联）

患者姓名：________ 身份证号：________

宣教日期：________年________月________日

宣教对象：□ 患者 □ 家属

陪同家属：□ 配偶 □ 子女 □ 兄弟姐妹 □ 家长 □ 其他：________

宣教内容（确实执行项目请打钩）：

腹膜透析	血液透析	肾脏移植
□ 透析通路和原理	□ 透析通路和原理	□ 移植的术前评估
□ 透析场所时间 / 操作者	□ 透析场所时间 / 操作者	□ 移植的优点和缺点
□ 透析可能产生的症状	□ 透析可能产生的症状	□ 移植的并发症
□ 适应证及禁忌证	□ 适应证及禁忌证	□ 适应证及禁忌证
□ 饮食 / 血压 / 贫血控制	□ 饮食 / 血压 / 贫血控制	□ 移植后抗排异药物和门诊追踪简介
□ 其他（居家护理、社会福利）	□ 其他（居家护理、社会福利）	□ 其他（居家护理、社会福利）

其他宣教内容：________

患者或家属签名：________ 宣教者签名：________

（医院留存联）

患者姓名：__________ 身份证号：__________

宣教日期：______年_____月_____日

宣教对象：☐ 患者 ☐ 家属

陪同家属：☐ 配偶 ☐ 子女 ☐ 兄弟姐妹 ☐ 家长 ☐ 其他：______

宣教内容（确实执行项目请打钩）：

腹膜透析	血液透析	肾脏移植
☐ 透析通路和原理	☐ 透析通路和原理	☐ 移植的术前评估
☐ 透析场所时间／操作者	☐ 透析场所时间／操作者	☐ 移植的优点和缺点
☐ 透析可能产生的症状	☐ 透析可能产生的症状	☐ 移植的并发症
☐ 适应证及禁忌证	☐ 适应证及禁忌证	☐ 适应证及禁忌证
☐ 饮食／血压／贫血控制	☐ 饮食／血压／贫血控制	☐ 移植后抗排异药物和门诊追踪简介
☐ 其他（居家护理、社会福利）	☐ 其他（居家护理、社会福利）	☐ 其他（居家护理、社会福利）

其他宣教内容：__________

患者或家属签名：________ 宣教者签名：________

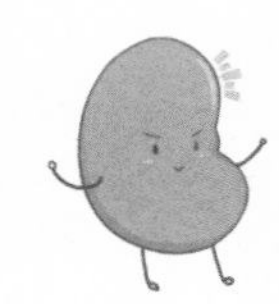

我的检查记录表

日期	年 月 日	年 月 日	年 月 日
血压 (mmHg)			
身高 (cm)			
体重 (kg)			
腰围 (cm)			
血红蛋白 (g/L)			
尿素 (mmol/L)			
肌酐 (μmol/L)			
尿酸 (μmol/L)			
钠 (mmol/L)			
钾 (mmol/L)			
氯 (mmol/L)			
钙 (mmol/L)			
磷 (mmol/L)			
二氧化碳结合力 (mmol/L)			

日期	年　月　日	年　月　日	年　月　日
白蛋白 (g/L)			
总胆固醇 (mmol/L)			
三酰甘油 (mmol/L)			
低密度脂蛋白 (mmol/L)			
高密度脂蛋白 (mmol/L)			
肝功能 ALT (U/L)			
空腹血糖 (mmol/L)			
糖化血红蛋白 (%)			
尿蛋白			
尿红细胞			
24 小时尿蛋白定量 (g/d)			
24 小时尿钠 (mmol/d)			
24 小时尿氯 (mmol/d)			
24 小时尿尿酸 (mmol/d)			
24 小时尿尿素 (mmol/d)			

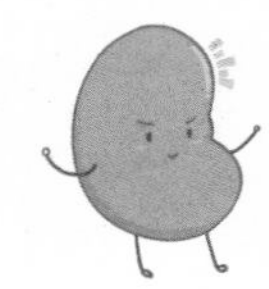

我的记事簿